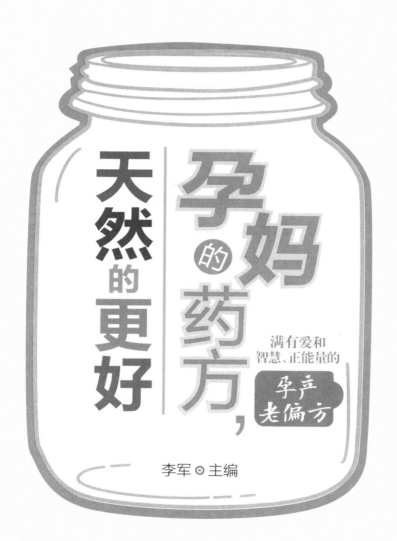

天然的更好

孕妈的药方，

满有爱和
智慧、正能量的
孕产老偏方

李军◎主编

青岛出版社
QINGDAO PUBLISHING HOUSE

编委会

前言
PREFACE

　　现代女性，对自身的健康越来越关注；而作为怀孕的女性，其母体的健康直接关系到胎儿的健康。

　　那么，如何才能让女性在孕期身体健康并且孕育出健康的小宝宝呢?

　　首先，女性在这段不寻常的时期要注意自己的生活习惯。生活习惯虽然是小事，但是与女性的身体健康密切相关。

　　其次，孕期女性要注意自己的饮食。这样才不会误食一些对身体不利，同时对胎儿有损伤的食物。

　　这本书从各个方面告诉孕妈妈们，孕期应该如何照顾自己的身体，应该如何使腹中的胎儿健康成长，以及产后应该如何对自己的身体进行调养。这本书是每一位孕妇或产妇的健康枕边书，书中治疗方法均参考《中国食疗大全》。

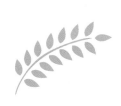

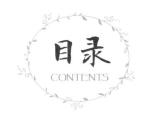

目录
CONTENTS

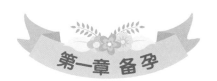

第一章 备孕

好"孕"来，营养均衡少不了……………………… 10

孕期白带不正常，扁豆山药来帮忙……………… 13

难孕难育怎么办，对证治疗是关键……………… 16

提高精子质量有妙方………………………………… 21

宫寒是病，不调"要命"…………………………… 25

尿频尿急也是病，猪腰鲤鱼能搞定……………… 28

经前紧张不要慌，百合静心有奇效……………… 30

子宫肌瘤是小病，二皮乌鸡汤来调理…………… 32

盆腔炎不好治，山楂佛手可尝试………………… 34

女性卵巢很重要，豆腐帮你来照料……………… 36

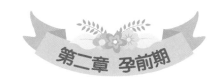

第二章 孕前期

孕吐招人烦，乌梅疗效好…………………………… 40

孕期女人记性差，鱼肉健脑功效良………………… 42

身上红点四处起，激素正常没关系………………… 45

孕期发烧应重视，安全降温最重要………………… 47

孕期感冒怎么办，几个小方来应急………………… 50

孕期情绪差，偏方解烦忧…………………………… 53

孕妈安胎，偏方有效………………………………… 55

孕妈水肿怎么办？鲫鱼汤汁是首选………………… 57

孕期补钙很重要，双汤膳食不能少………………… 59

准妈妈便秘了，试试茭白和茼蒿…………………… 61

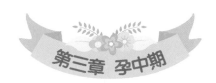

第三章 孕中期

瘙痒小病好解决，乱涂乱抹要杜绝………………… 64

巧除妊娠纹，鸡蛋清有效…………………………… 66

孕期黄褐斑，食疗有妙招…………………………… 68

孕期贫血须重视，大枣木耳是美食………………… 70

天然药材酸枣仁，孕期护孕大功臣………………… 73

孕妈妈腿抽筋，芍药补钙可放心……………………… 75

孕期牙疼不要慌，内服外用效果好…………………… 77

口腔溃疡怎么办，小小药方功效大…………………… 79

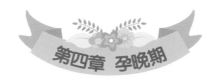

第四章 孕晚期

痔疮别担忧，熏洗不再愁………………………………… 82

妊娠期感冒，吃点安全中草药………………………… 84

产前焦虑很常见，汤汤糊糊能安神…………………… 86

先兆性早产，试试中医方……………………………… 88

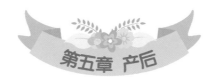

第五章 产后

哺乳期得了乳腺炎，蒲公英是好帮手………………… 92

产后乳腺增生，试试家常小菜………………………… 94

民间秘方能催乳，孕妈育婴奶水足…………………… 96

产后腰酸别紧张，几种偏方有帮助…………………… 98

产后贫血不用愁，补血养血有好方…………………… 100

产后涨奶怎么办，麦芽回奶保平安…………………… 102

第一章

备 孕

好 "孕" 来，营养均衡少不了

众说周知，从受精卵发育至胎儿完全成熟，怀孕期间胎儿快速生长与发育所需的营养成分，完全依赖孕妈的饮食供应。因此，当女性得知怀孕时，不管以前身体营养状况如何，都要好好为腹中的胎儿建造一个优质的营养环境。对准妈妈来说，哪些营养元素需要特别补充，哪些营养元素在日常饮食中就能获取呢？

晓彤，今年30岁，在一个外贸公司上班，去年她打算停止忙乱的工作，安心准备怀孕，争取生一个宝宝。由于长期饮食结构不合理，她十分担心自己的身体状况不适宜怀孕，因此到我这里进行咨询。

在对晓彤进行常规的身体检查之后，我发现她的身体基本上没有什么大问题。于是，我建议她饮食营养均衡，注意休息即可。但是晓彤还是很紧张地问："真的这样就行了吗？我看到不少朋友备孕前都要吃很多保健品，什么叶酸、钙片、高蛋白奶粉之类的。"

其实晓彤的担忧也是很多女性存在的误区。很多备孕女性盲目地服用各种维生素保健品，却不知道，这些东西服用过多，会给身体造成极大的负担。

早期补充叶酸很重要

我对晓彤说：中国有句古话叫是药三分毒，再好的"药物"过量服用都会对身体产生不良影响，即使营养保健品，服用过量，也一样适得其反。一般情况下，只要没有患上特殊疾病，孕前女性是没有必要进行特殊营养补充的。只要摄入足够的高纤维果蔬、谷、奶、蛋、肉类等食物，保证充足的睡眠和适当的运动就可以了。如果真想要补充什么营养，那就是叶酸。叶酸是一种水溶性 B 族维生素，是保证人体细胞生长和繁殖的必需物质。如果孕妇体内缺少叶酸，易患巨幼红细胞性贫血及白细胞减少症，甚至可引起胎儿神经管畸形。

补充叶酸用食疗

晓彤非常认真地问："补充叶酸多少量才合适呢？"我回答道："从怀孕 3 个月之前就开始吃，每天服用 0.4 毫克叶酸。怀孕之后，每天服用 0.6 毫克至 0.8 毫克叶酸就可以了。"

可以采用食疗的方式帮助孕妇补充叶酸，每天定量食用豆类、坚果类制品和动物肝脏，水果、新鲜蔬菜和杂粮也要多吃一些，而且要注意采用正确的烹调方式。

小偏方

补充叶酸

牛奶燕麦粥：燕麦 1 杯，牛奶 800 克，香蕉两根。香蕉去皮切片备用；牛奶加入燕麦，大火煮开；转文火煮到燕麦变软，加入香蕉片。

凉拌胡萝卜：胡萝卜两根，香油适量，盐、葱少许。将胡萝卜和葱清洗干净切丝，撒上少许香油与切好的葱，调匀后即可食用。

蔬菜水果沙拉：猕猴桃、草莓、橘子、油菜、西红柿、熟黄豆适量，色拉油沙司适量，奶油适量。将蔬菜和水果洗净切好放入容器，再将适量色拉油沙司和奶油倒入拌匀，即可食用。

需要注意的是，食物当中所含的叶酸遇到光热的时候就会流失，新鲜蔬菜贮藏 2 ~ 3 天后，所含叶酸会流失一半。如果用煲汤的方式烹调食物，可能会使食物中的叶酸流失 50% ~ 95%。因此，准妈妈应选择恰当的烹调方式，尽量避免叶酸的流失。

早期备孕需注意

最后，我还建议晓彤带她老公一起来咨询，因为怀孕可不只是女人的事，男人也要时刻准备着，我也得给他开张"药方"。很多夫妇备孕的时候很少注意到男性的营养补充，其实孕前男女都要补充叶酸，只有这样才能让宝宝更健康。

晓彤找到了症结所在，回去之后与老公一起改变了生活习惯和饮食结构。去年10月的时候，她已经怀孕了，宝宝的各项检查结果都非常正常。

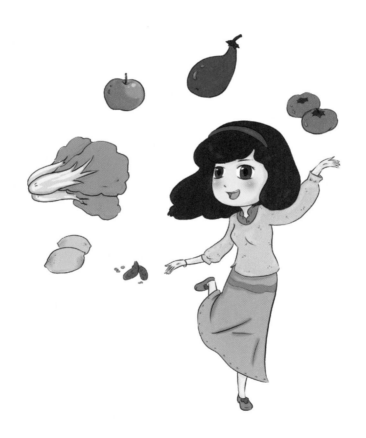

孕期白带不正常，扁豆山药来帮忙

　　王芳是一名中学教师，今年 31 岁，毕业后一直在学校担任初三年级班主任。因为工作任务重，压力大，日常作息不规律，结婚之后一直没有要小孩。但是随着年龄增大，家里人期盼孩子的念头也越来越强。于是王芳辞去了班主任的工作，打算在今年怀上一个健康的宝宝。然而最近一段时间，王芳发现自己白带好像出问题了，颜色发黄，就像是感冒时流出的浓鼻涕一样，而且味道非常难闻；有时她会感到腰酸、小腹坠胀，还经常出现外阴瘙痒的症状，这让她非常担心。

　　热心的同事给她推荐了各种治疗药物，有内服的，有外用的。她连用了好几个疗程，症状依然不见好转，甚至因为用药不当，还引起外阴灼热疼痛，无法进行正常的夫妻生活。身体问题给王芳带来了巨大的精神压力，她非常担心过度服用西药会产生副作用，影响自己怀孕。于是，王芳在爱人的陪同下来到医院。

　　王芳非常尴尬地向我介绍了她患病的情况，我安慰王芳："不用过多担心，白带异常是女性生殖系统炎症中常见的疾病，只要治疗得当，恢复非常快，痊愈后是不会影响怀宝宝和生宝宝的。"

　　这时王芳的紧张情绪终于得以缓解了。我为她做了初步检查，情况并不是她想象的那么严重，于是她开始询问其治疗过程。

为何出现白带异常

"其实，出现白带异常的原因很多，比如宫颈炎、盆腔炎、阴道炎等，病因不同所产生的症状也不同。就阴道炎来说，就可以分好几种，常见的有真菌性阴道炎、滴虫性阴道炎、细菌性阴道炎等。真菌性阴道炎，白带有时呈水样、软膏样或凝乳样，有时呈豆腐渣样、屑粒状或白色片状。滴虫性阴道炎，白带不仅色灰黄、污浊，而且还有臭味，白带有时为乳白色或黄白色稀薄液体，有时为黄绿色脓性泡沫。细菌性阴道炎，白带呈匀质的灰白色。这三种阴道炎，都会出现不同程度的白带增多、外阴瘙痒症状。"

王芳听我这么一说，非常紧张地问："医生，是不是只要治好了阴道炎，我的这些症状就会全部消失？"

"这也并非是绝对的，因为宫颈炎、盆腔炎也会引起白带异常。比如宫颈炎，它引起的白带异常也会表现为白带增多，但是白带的颜色、数量、性状和气味会因感染的病原菌不同而有所不同；大部分患者无症状，有症状者主要表现为阴道分泌物增多，有的患者白带中还夹带血丝；感染严重者白带甚至呈脓性，有时也可以表现为经间期出血、同房后出血。需要注意的是，一旦出现黏稠脓性白带，就会阻碍精子穿过，造成不孕。另外，慢性宫颈炎与宫颈癌的发生有一定的关系，所以应积极防治，以防出现更严重的后果。"我进一步解释道。

小偏方

白带治疗方：白扁豆50克，淮山药100克，糯米100克，冰糖25克。将扁豆洗净去杂，切末；淮山药刮皮切丁；糯米淘洗干净备用。锅内加水煮沸后，下糯米、扁豆、淮山药煮稠，放入冰糖调匀即可食用。

治疗外阴瘙痒方：取百部20克、川椒15克、黄柏30克、苦参30克、蛇床子30克、明矾10克。先将以上药材用纱布包裹放入锅中，煮沸20分钟后倒入盆中，趁热熏蒸外阴，待水变温后再坐浴。每日1～3次，10天为一疗程。

偏方其实不神秘

扁豆营养价值高，味道鲜嫩可口，具有健脾化湿、消暑止泻等功能；山药中具有丰富的氨基酸、维生素，具有益气养阴、固精止带的功效。两者相互配合，对脾胃虚弱所致白带过多有很好的治疗效果。

蛇床子、黄柏燥湿杀虫，外用可治阴痒带下；明矾酸涩，善疗湿疮疥癣，具有止痒杀虫之效；苦参清热燥湿，凉血解毒，止痒杀虫；百部、川椒杀虫止痒。诸药合用，共奏清热、止痒之功。

王芳非常认真地记下了我说的方子，说回去就试试。临走的时候，我还提醒王芳要注意多喝汤水，饮食清淡，多吃新鲜蔬菜。

6个月之后，我在街上遇见了这一对夫妻。王芳开心地对我说："您的小偏方可管大用了，用了3个月再去医院复查，一切都正常了，我现在已经怀孕了。"看着王芳夫妇洋溢着幸福的笑脸，我也真心为他们高兴。

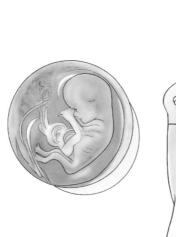
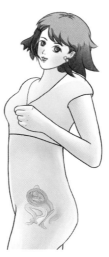

难孕难育怎么办，对证治疗是关键

今年年初，我的一个朋友张雅到我家做客。通过聊天才知道，她已经结婚了，现在经营一家服装店。生意刚刚起步时，生活压力非常大，夫妻俩只顾着打拼，就没有想着要孩子。如今生意红火起来，两人年龄也不小了，意识到应该是要孩子的时候了。

我自然为他们感到高兴，但是她却说出了自己的担忧："老朋友，我怕我怀不上孩子。"

我忙问："怎么了？"

张雅回答道："我和爱人最近几年因为工作压力大，经常加班熬夜，身体似乎被透支了。按理说，现在生活好了，我们就差一个孩子了，却一直没能如愿。我和爱人也到医院做了常规检查，没发现一点异常啊！真是不知该如何是好！"

肾气亏虚原因多

现代人因为生活节奏快，常常导致精神压力大、生活不规律、饮食失调，很多年轻人处于亚健康状态；还有一部分人出现"无病而难孕"的问题。

我对张雅说："从中医角度来讲，不孕不育跟人的体质有很大的关系，如宫寒、气血失调、脾虚、肾虚、肝气郁结等体质类型都可能引起不孕不育。我有一个患者 7 年未孕，但是什么原因也查不出来。诊疗过程中我发现她的嘴唇、舌苔发白，整个人也没精神。细问得知患者月经量极少，而且伴有痛经，平时小腹怕冷、隐隐作痛。从脉象上看，患者脉沉而细涩。她的症状是比较典型的宫寒，因寒邪外侵而无法怀孕，如同冬天播种而无法收获。于是我建议她用姜枣红糖水和艾叶、生姜煮鸡蛋来调经，连续服用了3个月，她居然怀上孩子了。"

"这么神奇！"张雅满脸感叹地说。

我告诉张雅，无病难孕的情况有很多，比如肾虚就可导致不孕。肾为先天之本，主生殖。如果夫妻有一方有肾虚的问题，怀孕的几率就会大大降低。一般来讲，长年熬夜、生活不规律等因素都会引发肾虚。

肾虚又可分肾阳虚、肾气虚、肾阴虚。

肾阳虚：指素体阳虚、寒湿伤肾或阴损及阳等导致肾阳虚弱，命门火衰，胞宫失于温养，宫寒不能受孕。这一类患者常表现出畏寒肢冷、小便清长、白带清稀、手脚冰凉、神疲乏力、经期水肿等症状。治肾阳虚的原则是温肾暖宫，这里有个特别实用的方子：用肉桂粉和香油搅拌和成小丸，贴在足底涌泉穴上，每日一贴。

肾气虚：主要是指肾气不足。精气也就是肾气，肾气充盛是受孕的基础。假若人的先天之气不充足，或后天房事频繁，大病久病损伤肾气，或高龄肾气渐衰，这些情况都是难以怀孕的。治肾气虚的主要原则是调补阴阳。

肾阴虚：一般为失血伤津、房劳多产、精血两亏、过食辛辣、性情急躁等因素导致肾阴不足，子宫干涩不能受孕；其主要表现为性欲下降、阴道干涩、潮热汗出、月经量过少、失眠健忘、闭经、卵巢早衰等。对于肾阴虚的患者来说，应该益髓填精、滋养肾阴，左归丸、六味地黄丸等都有不错的疗效。

治疗肾虚

枸杞乳鸽汤：乳鸽1只，枸杞30克，葱、姜、盐、白糖各适量，用小火炖煮两小时，至鸽肉烂熟即可，食肉喝汤；主治肾阴虚。

"这么复杂啊？"张雅不禁有些疑惑。

我接着说道："去年，曾经有一个 25 岁的小姑娘，因减肥过度，致卵巢早衰，导致无法怀孕。"

关于卵巢早衰的问题，我遇到过很多这样的例子。正常女性一般在 40 岁后卵巢功能开始衰退，但是一些女性因为过度减肥，滥用避孕药物，行人工流产等，极大伤害了卵巢，导致卵巢提前衰老，甚至导致女性停经。对于此类患者，我推荐下面这两个方子：

小偏方

调理卵巢早衰

黄精当归乌鸡汤：黄精 15 克，当归 9 克，乌鸡 1 只。先将上述食材加水猛火烧开，再小火煮 20 分钟，加入食盐即可。此方可滋补肝肾，延缓衰老。

蜂蜜黑芝麻膏：黑芝麻 1000 克，蜂蜜 25 克。芝麻炒香研末，加入蜂蜜调匀，密封于干燥容器内。每日两汤匙，温开水送服，早晚各 1 次。此方可补肝肾，益精血，抗衰老。

我接着说："女人爱美不是错，但是爱护自己身体才是最重要的！"张雅点头道："对，女人如果真正爱惜自己的身体，就一定要定期体检，感到身体不适就要及时进行调理。"我看张雅听得这样入迷，就多讲了一些有关中医的知识，继续向她介绍无病难孕的原因。

无病难孕的原因还有气血失调、脾虚等。从气血失调的角度来说，气为血帅，血为气母，气血调和才可受孕。气血失调可以分成两大类：

小偏方

第一类是气血亏虚，主要症状为：疲劳乏力，面色苍白，少言懒语，胸闷气短，月经后延、量少、色淡等。

参芪炖鸡汤（治气血亏虚）：取生芪 15 克、当归 10 克、党参 20 克，与鸡肉炖煮。小火慢炖两小时，加入调味品即可食用。子宫内膜薄的患者，可将阿胶研成粉，每天服用 1 小勺，热牛奶冲服。

第二类是血瘀，主要症状为：行经不畅，色暗夹血块，量少痛经，经行头疼等。

川芎煮鸡蛋：治疗血瘀型经行头痛；**益母草煮鸡蛋**：治疗痛经，血瘀型崩漏；**藏红花代茶饮**：治疗血瘀型月经量过少。

脾虚也会导致无病难孕，主要症状为：舌苔白、腹胀、四肢乏力，月经量少或过多，经期延长，闭经，排卵期出血等。

山药枸杞粥（治脾虚）：大米、山药、枸杞子各少许，大枣 4 颗，煮粥食用。

我为张雅又进行了细致的检查，发现她肝气郁结较为明显，这与她工作压力大、作息不规律及忧思郁怒有很大关系。

"你平常是不是喜欢发脾气、生闷气，或者经常焦虑失眠呢？"我继续问道。

"对，工作不顺心，我心里就会非常抑郁，于是乱发脾气。晚上感觉很累，但是怎么也睡不着觉。"张雅回答道。

　　"这主要是肝气郁结引起的，不妨喝一些玫瑰花泡的茶水，可疏肝郁结。同时你还可以到药店买一些酸枣仁，炒熟后研成粉，舀一勺用开水冲着喝，一天两至三次，这样可以改善你的睡眠。"

　　张雅认真地在小本子上记录着。我叮嘱她说："想要宝宝还需要注意几点。首先，作息一定要规律，每天保证 8 小时睡眠；其次，饮食一定要合理；另外，要保持心情舒畅，尽量消除紧张、烦闷情绪，钱并不是最重要的，为了挣钱损害身体可是得不偿失。"

　　差不多过了一年，张雅给我打来电话，她按照我所说的方法调理了好几个疗程，例假基本正常了，现在已经怀孕三个多月了。可见，不孕的原因很多，只要积极找出问题的所在，定能圆做父母的梦想。

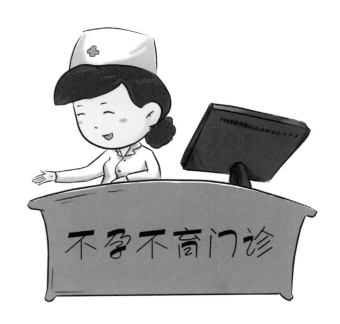

提高精子质量有妙方

我一个朋友的弟弟已经结婚3年了,但是一直没有小孩,全家人都非常着急。朋友找到了我,希望我给他的弟弟和弟妹检查检查。我当然乐意帮忙,于是让朋友带着他弟弟、弟妹和以前就诊的病历过来。

我仔细阅读了女方的病例,并没有发现异常数据。随后我又给女方做了详细检查,女方体质还是不错的,只是稍微有些气血亏虚,但是完全符合受孕条件。

我对男方说:"你也做一个全面检查吧。"朋友的弟弟拍着胸脯说:"我身体没有问题,以前婚前检查也做过,没有问题,你还是给我爱人仔细检查检查吧。"

"这可就是你不对了,不孕不一定是女方的原因,男方因素也占据挺高的比例呢。况且要孩子并非只是女人的事情,要想生个健康的宝宝,男性也是有责任的,也该做些事。"我解释道。"怀孕的又不是我,能做什么?"男方不太理解。

婚前检查不可少

我只好解释道:"其实婚检对于想生健康宝宝的夫妻来说是远远不够的。在要宝宝之前,准爸爸首先要做精液检查,对精子数量、液化时间、成活率、活动力、畸形率等多方面进行综合分析;其次,准爸爸需要接受非常详细的询问,比如自己的直系、旁系亲属中,有没有人出现过习惯性流产,或是生过畸形儿……这些状况对于医生判断染色体出现平衡易位有很大帮助，可大大降低不正常宝宝出生的概率。"

"行了，弟弟，你要听从医生的建议。"朋友推着弟弟去检查，房内就留下了我和他的弟妹。

"弟妹，你的身体状况挺好的，没有必要担忧，孩子总会有的，可能只是时机不对。对了，弟弟平时的生活习惯如何？"我开始和朋友的弟妹攀谈家常。

谈论之后，弟妹开始向我发牢骚："不瞒您说，他每天抽烟、喝酒，一周有三四天都在外面喝酒，每次都是喝得醉醺醺的。没应酬的时候，他也不注意休息。这不前段时间又迷上了电脑游戏，天天盯着电脑，一玩就玩到半夜。像他这种状态，即便是怀上了，我也担心孩子的健康。"

过了几天，朋友带着弟弟找我看结果，孕前检查报告中精液分析显示精子质量下降，是少精症。男方不敢相信自己的眼睛，一再问我怎么办才好。

良好习惯很重要

"上述情况其实与不良的生活习惯有很大的关系，首先必须戒掉烟酒。在男性精子生成和排泄过程中，睾丸其实就是一家制造精子的小型工厂，而附睾就是专门储藏精子的仓库，输精管是交通枢纽，精索动脉和静脉是后勤供应的运输线，前列腺液则是运输精子的交通工具。上面提到的环节不管哪个环节出了问题，都会影响到精子的质量以及活动力。要知道，酒精的主要成分是乙醇，人在饮酒之后，可导致儿茶酚胺的物质浓度增高，血管痉挛，从而影响到睾丸的正常发育，甚至使睾丸萎缩，生精能力受到极大的影响，睾丸酮等分泌不足。长期吸烟的人，其吸入的尼古丁也会增加精子畸形的可能性，同时导致精子的活动能力下降。另外，女方处于二手烟的环境中，卵子质量也受到影响。两方面的因素加在一起，怀孕更是难上加难了。"我继续说道。

男方问："要是我戒除烟酒，从现在起调整自己的生活习惯，这个病可以治好吗？"我解释道："精子质量低是导致男子不育的主要原因，但是这种状况并非是永久性的，有的则是暂时性的。而造成暂时性的精子质量不高的原因有很多，比如高温环境、内裤过紧、失眠、性病、酗酒、抽烟、压力等。

提高精子质量需牢记

患者不妨通过改善生活方式来提高精子质量。比如，和老婆一起吃叶酸；多吃健康食品，如可以吃富含维生素及矿物质的鹌鹑蛋、鱼子、虾仁等有益精子的食物；远离电脑辐射、高温、噪声及杀虫剂、有机溶剂；减少应酬；平时穿平角短裤；不洗桑拿，不用过热的水洗澡等。当然，在注意饮食的同时应加强锻炼，作息时间要规律、不熬夜，保持心情舒畅，合理安排性生活，等等。

具体来说，可以分为以下几点：

① 男人要保证充足的营养。对男人来讲，目前营养过剩的情况较多，如果想要健康生育，应多摄入蔬果和海产品。

② 男人需要保持适当的运动。运动不仅是一种心理减压方式，还可以保持健康的体魄。研究表明，男性身体过度肥胖，会导致腹股沟处的温度升高，对精子的成长是非常不利的。因此，体重控制在标准范围内能够有效提高精子质量。运动虽好，但应尽量避免持续两小时以上的活动，比如马拉松、骑自行车、驾车等。骑车有损伤脆弱的睾丸外囊血管的危险性，因此建议爱好骑车的男性朋友穿佩戴护垫的短裤，并选择减震功能良好的自行车。

提高精子质量

偏方1： 取白鸽蛋两个、枸杞子10克、龙眼肉5克，煲汤食用。食用时放入少许细盐，既可调味，又可引药入肾。白鸽蛋含有丰富的蛋白质、维生素、铁等成分，与枸杞、龙眼同用能强精补肾。

偏方2： 将鹌鹑肉切块，与山萸肉、丁香同煮，加适量调料调味，食肉喝汤。山萸肉补益肝肾，收敛固涩；丁香温肾助阳，散寒止痛；鹌鹑肉温肾助阳。

③ 男人要学会清洁自己。男人要养成良好的卫生习惯，特别是针对男性的私处要清洁到位。每天应对包皮、阴囊进行清洗，因为这些位置容易藏污纳垢，滋生细菌。

④ 定期体检。男性的免疫力通常要比女性弱，因此定期体检不仅可以预防很多疾病，特别是可能影响生殖健康的疾病。

知道哪里出了问题，朋友的弟弟心里总算有了底，虽然心里不是滋味，但毕竟也看到了希望，拿着我的方子去买药了。

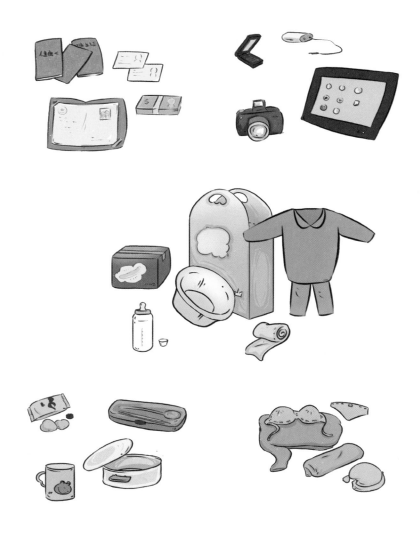

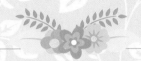

宫寒是病，不调"要命"

提起宫寒，我就想到姑姑的女儿，她去年到我这里看病，说自己经常痛经，白带量多，月经也不正常，量少色暗，脸上满是恼人的黄褐斑。

她脉象沉紧，舌苔薄而多津。综合各方面的因素，我确定表妹属于宫寒。除了服用中药方剂，我还给她推荐了几个常规小偏方。

治疗宫寒偏方多

从行医的经验来看，当归水和黄芪大枣茶是滋补气血、祛除寒气的最佳选择。此外也可以试一试红姜茶，取 50 克红糖、4 片生姜，加水煮 5 分钟就可以了，每周喝 1 次。

小偏方

温宫药膳

芝麻胡桃膏：黑芝麻 50 克，胡桃仁 100 克，阿胶 150 克，冰糖 200 克。将上述食材洗净后放入锅内煮 20 分钟，放凉后置于干燥容器内密封，每日早晚空腹服 1 汤匙，食用时以温开水冲服。

偏方其实不神秘

黑芝麻味甘、性平，补肝肾，益精血，润肠燥；胡桃仁补肾气，温肾阳；阿胶滋补阴血。长期服用可以温肾暖宫。

我叮嘱表妹，从中医角度来看，女孩子的体质属于阴，所以寒凉的食物尽量少吃。另外，"动则生阳"，寒气重就应该多运动，通过运动来改善体质；可以在铺有鹅卵石的路上散步，按摩脚底的经穴，对于疏通经络非常有帮助，能促进血液循环，让全身温暖起来。

表妹按照我的方法调理，1 个月后，宫寒减轻了很多，她还介绍了几个有宫寒症状的朋友到我这儿来看病。

不良习惯要避免

针对导致宫寒的几种不良习惯，我给大家提 7 点建议：

①炎热的夏季也需要防寒保暖。夏季天气炎热，空调房温度低，女性爱美，喜欢穿裙子一类的短装，这个时候建议搭配长袖开襟衫或披肩，坐着的时候可以将其放在膝盖上保暖。

②午休的时候最好不要趴在桌子上，因为一旦睡着，后腰自然会暴露在外，寒气容易乘虚而入。中午出门走走，有助于排出身体的寒气。

③减肥不要操之过急，不要在极短的时间内将体重快速降下来。有的女性吃减肥药，这样一来，体内的能量大量流失，寒邪乘虚而入，易伤害子宫。所以我建议减肥最好是以多运动、少贪食为主，且 1 个月内减重不宜超过 500 克。

④冰冷食物会消耗身体内的阳气，对子宫非常不利。刚从冰箱里面拿出来的食物不要马上食用，进餐时应先吃热食再吃冷食，避免寒气直入子宫，从而造成宫寒。

⑤职业女性常常加班，易导致生物钟紊乱。身体过度疲劳易损伤阳气，尤其到了夜晚，寒邪极易进入子宫。如果晚上需要加班，应准备几杯热茶来温暖身体。

⑥ 体寒的女性应该多吃温暖的食物，如红枣、花生、核桃等。

⑦ "动则生阳，静则生阴。"女性朋友应该给自己安排更多的运动的时间，我建议大家试试快步走。

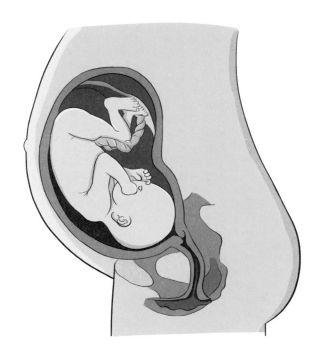

尿频尿急也是病，猪腰鲤鱼能搞定

陈芬最近出现了尿频、尿急的症状，有的时候1个小时内要去五六次厕所。她开始认为自己是尿道感染，但吃药之后也没有好转，在朋友的介绍下到我这里就诊。经过诊断，我认为陈芬的症状极有可能是肾虚导致的。

尿频尿急有原因

其实有很多女性因为身体虚弱，极有可能出现肾虚的问题。陈芬主要是肾气不固引起的尿频、尿急，所以吃消炎药作用不大。

陈芬问我有没有食疗方来调理，我给她推荐了爆炒猪腰和鲤鱼豆腐汤。爆炒猪腰具有滋补肝肾的作用，能让人的身体变得强壮起来。而鲤鱼汤能够补益中气，调和气血，对脾脏非常有益。

调理尿频尿急

板栗茯苓炖鲤鱼：鲤鱼1条（约500克），板栗200克，茯苓15克，葱、姜、蒜各少许，橄榄油、食盐、料酒、酱油等调味品各适量。板栗切一小口，入沸水中煮透，剥去外壳和种皮，然后用油稍微炸一下；再将鲤鱼清理干净，在鱼身两边各自划开四五刀，放入料酒、酱油、精盐，腌制20分钟；腹内放入茯苓、葱、姜、蒜；锅中放油，待油烧热后，将鲤鱼放入锅内，用小火将其炸至两面金黄；之后在锅中加水、板栗；用大火煮沸，当鲤鱼汤变白后，用小火慢炖；等到汤的味道变浓之后再放入盐，这道汤就能食用了。

陈芬食用上述食疗方有一周的时间了，她感觉自己尿频、尿急的症状有所好转，晚上起夜的次数明显少了。她下决心以后一定要多吃补肾益气的食物。

偏方其实不神秘

有不少女性因为体虚而患上肾阳虚之症。从中医的角度来看，肾是主水的脏器，肾阳不足的时候，水的蒸腾能力减弱了，这个时候女性就会出现尿频。

很多肾虚问题都是因为长期劳累导致的，不要因为着急而吃过多的补药，或者有病乱投医而盲目使用补肾药物。建议女性多吃一些益肾健脾、补充阳气的食物，用食补方法慢慢调养。

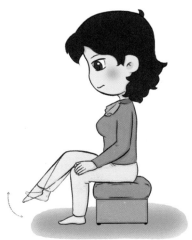

猪腰的功能是益气补肾；鲤鱼能够利湿活血，开胃健脾，补中益气；板栗健脾益胃，茯苓利水渗湿，健脾安神，对于脾肾两虚所致膀胱失固、水道失调有良好的调节作用。

经前紧张不要慌，百合静心有奇效

小慧的室友发现了一个怪现象，每到月经要来的那几天，小慧的脾气就变得很差，脸色蜡黄、精神状态不佳，让人感觉她总是心不在焉，精神恍惚。在室友的劝说下，小慧到我这里就诊。

我发现小慧脉象很乱，面色萎黄，舌苔淡薄。小慧告诉我她胃口很差，总是感觉自己身上没劲，还常常失眠。综合其症状，我诊断她是心脾虚弱，这是经前紧张综合征的典型证候。

经前紧张有缘由

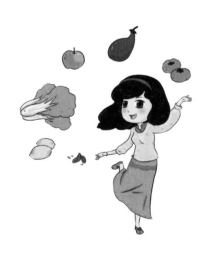

从中医的角度来看，经前紧张与心、脾、肝有密切的关系，其主要类型分为肝郁气滞型、心脾两虚型、阴虚肝旺型等。小慧属于非常典型的心脾两虚型。

我还告诉小慧，除了情绪变得暴躁，有一部分女性经前还会感觉到身体非常不舒服，出现腹痛、头痛、胸部胀痛、身体水肿等。经前紧张综合征与患者体质有着直接关系，所以，采用食疗的方法改善症状远比药物治疗更有效。

小偏方

治疗经前紧张

百合枣仁粥：鲜百合 50 克，生熟酸枣仁各 15 克，冰糖适量。酸枣仁用水浸泡半小时后改用水煮，大火滚开后，去渣取汁；再用汁煮百合，大火煮开后，小火煮 15 分钟；放入冰糖调味。喝汁吃百合。

芹菜炒猪心：猪心 250 克，芹菜 300 克，鸡精、蒜、葱、酱油、姜、料酒各适量。先将清洗干净的猪心切成薄片，加入料酒、鸡精等腌制约半小时，将姜、蒜放入锅中爆香；然后将切好的猪心用大火炒，待猪心变色后将水分炒干；接着将洗好切好的芹菜放入锅中翻炒，等芹菜八成熟时加入盐、酱油、葱花翻炒，美味的芹菜炒猪心就完成了。

偏方其实不神秘

百合、酸枣仁、猪心、芹菜等食物都含有安神镇静的成分，能有效缓解经前紧张，对身体还有保养作用。小慧回家让妈妈帮她做了这些食材，吃了两周左右。下一次经前，她感觉自己心中轻松了很多，不仅脾气变好了，皮肤也有光泽了。回到学校，同学都说她像变了一个人。

其实民间俗语"吃啥补啥"是有一定道理的，懂得养生的人经常用猪心来改善心肌功能，提高睡眠质量。现代医学证明猪心含有脂肪、蛋白质、维生素等营养成分，能有效补充心肌营养；芹菜能够起到静心的作用。酸枣仁入心经和肝经，具有养心阴、益肝血、安神的作用；百合归心经、胃经，可养阴清心、宁心安神，与酸枣仁同用，可改善经前面色暗黄、疲乏、情绪起伏较大等状况。

子宫肌瘤是小病，二皮乌鸡汤来调理

子宫肌瘤是女性较为常见的良性肿瘤。调查显示，25 岁以上的妇科病患者，每 5 个人当中就有一个患有子宫肌瘤，患病率高达 20% 左右。近年来，由于饮食变化、环境污染，子宫肌瘤的发病率也变得越来越高，而且还有明显的年轻化倾向，20 多岁的女性也有很多患上此病。

子宫肌瘤何处来

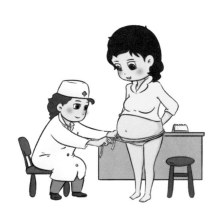

从中医的角度讲，子宫肌瘤的病因是脏腑功能失调，多是寒凝痰阻、气滞血瘀等原因导致的，属于中医"石瘕"范畴，这种疾病多发于育龄女性。绝经之后，子宫肌瘤停止生长，有的可自行萎缩、消失。科学研究表明，子宫肌瘤与女性内分泌失调关系密切。因此，女性平时应该注意改善生活习惯，合理饮食，不吃寒凉食物，从根本上保护子宫。

常见症状

子宫出血是子宫肌瘤最为常见的症状，其中以周期性出血为多，可表现为经期延长、月经量增多或周期缩短，腹部包块及压迫症状。子宫肌瘤逐渐生长，当其使子宫增大超过3个月妊娠子宫大小，或是成为位于宫底部的较大浆膜下肌瘤时，在腹部就能摸到包块，早晨膀胱充盈时更为明显。包块呈实性，可活动，没有压痛感。

子宫肌瘤一般是不会引起身体疼痛的，但有一部分患者会出现小腹坠胀、腰背酸痛等症状。当浆膜下肌瘤发生蒂扭转，或子宫肌瘤发生红色变性时，就会出现急性腹部疼痛。此外，患者也会出现白带增多、不孕与流产等症状。

小偏方

调理子宫肌瘤

二皮乌鸡汤：香附、川芎各5克，青皮、陈皮各3克，乌骨鸡1只，料酒、味精、生姜、葱、鲜汤各适量。乌骨鸡去毛及内脏，将香附、川芎、料酒、生姜置于鸡腹内；加水适量，大火煮开后，小火熬至肉熟，加入少量盐和味精调味，喝汤吃肉。无明显禁忌，可经常服用；注意鸡肉不要选太肥的。

偏方其实不神秘

香附可以疏肝理气，调经止痛；川芎善"下调经水、中开郁结"，有活血化瘀、行气止痛之功；陈皮理气健脾，青皮辛散温通、散结止痛；乌骨鸡含有多种氨基酸和微量元素，具有滋阴清热、补肝益肾、健脾止泻等功效。几种原料相配合，行气活血而不忘补益虚损，祛邪而不忘固本，对子宫肌瘤具有较好的治疗效果。此外，月经不畅者也可用此方调理。

盆腔炎不好治，山楂佛手可尝试

　　慢性盆腔炎是指女性内生殖器及其周围结缔组织、盆腔腹膜的慢性炎症。慢性盆腔炎是一种常见的女性疾病，病情顽固，容易反复发作，给女性健康造成严重的危害。

　　慢性盆腔炎的原因很多，绝大部分是因为急性盆腔炎未彻底治愈，在患者体质较差的情况下，急性盆腔炎病程可迁延，转为慢性盆腔炎。

盆腔炎从何而来

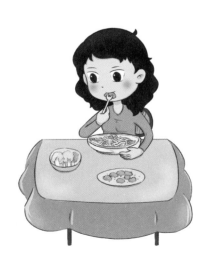

　　从中医的角度来看，慢性盆腔炎是寒湿凝滞、湿热瘀结、气滞血瘀、气虚血瘀等原因导致的，属"妇人腹痛""癥瘕""带下病"等范畴，带下量多和下腹疼痛为其主要症状。治疗应以化瘀、清热、除湿、补虚为主。

　　患者不仅需要积极配合医生的治疗，还要注意个人卫生，注意劳逸结合，增加营养，锻炼身体，增强体质。

小偏方

调理盆腔炎

山楂佛手汤：苣荬菜 60 克，佛手 15 克，山楂 30 克，将上述两味药材放入砂锅中，用水煎 30 分钟左右，过滤渣滓，喝汤。每天服用 1 次，连续服用 7 天。

偏方其实不神秘

山楂佛手汤中的苣荬菜有清热凉血作用；佛手有止呕消胀、理气化痰、舒肝健脾等多种药效；山楂具有活血化瘀的作用，是血瘀型痛经患者最为理想的食材。三者同用，可化瘀、清热，对痛经、月经量过多、经色紫红且有血块的慢性盆腔炎患者有一定疗效。需要注意的是，这个方子不适合神疲乏力、小腹绵绵作痛者。

按摩保健法

① 按摩下腹部。手掌搓热后，在下腹部按正反方向画圆按摩，然后在腰骶部上下来回按摩。每日两次，每次 10~15 分钟。

② 多做提肛动作。躺在床上，全身放松，有意识地反复缩阴、提肛。缩阴、提肛 5 秒后放松 5 秒。连续做 10~15 分钟，每日两次。

慢性盆腔炎患者常为肾虚血瘀型，除了腰腹隐痛外，还常伴有腰腹及臀部发凉。按摩可温通腰腹部气血，改善阳虚血瘀症状。而提肛动作可锻炼盆底肌肉，改善盆腔粘连。这两组动作简单而有效，对减轻病痛很有帮助。

女性卵巢很重要，豆腐帮你来照料

　　孙女士今年 38 岁，在居委会工作。最近她常常感觉浑身不舒服，脾气时好时坏，皮肤也没了光泽，有的时候甚至还会腰酸背疼。

　　她曾到几家医院看过几个西医，诊断结果为卵巢功能衰退，雌激素水平低。吃了一些药，打了好几次针，她还是感觉浑身不舒服。在别人的介绍下她找到了我。

浑身难受有缘由

　　我告诉孙女士："随着女性年龄增长，卵巢功能也变得越来越弱，用中医的话来说，就是'天癸将竭，肾气渐衰'，可采用中医疗法进行调理。卵巢被称为'女性的生命之源'，因此要注意保护。"

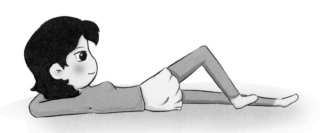

小偏方

养护卵巢

鳖甲白鸽汤：鳖甲 50 克，白鸽 1 只，将白鸽去毛及内脏，鳖甲打碎放入白鸽腹内；加水大火煮开后，小火慢炖半小时，食肉喝汤。可长期服用。

山药膏：淮山药 250 克，枸杞 120 克，鹿角胶 60 克，核桃仁 240 克，冰糖 70 克。将鹿角胶用蛤粉炒脆研末，余下四味食材隔水蒸熟并捣烂；加入鹿角胶粉搅拌为膏，密封保存。每次 30 克，每日服两次。可长期服用。

偏方其实不神秘

鳖甲、鸽子肉都是血肉有情之品，能养肾阴，护卵巢。山药平补脾肾，枸杞滋肝肾之阴，鹿角胶益精血，核桃仁温肾助阳，四味同用，可阴阳双补，从而提升卵巢功能。

现在喜欢品酒的女性越来越多。我建议女性可以稍稍喝一点红酒，每日一小杯就能提升卵子的活跃度。啤酒尽量要少喝，喝啤酒会降低卵子的活力，甚至可能让卵巢提前进入休眠状态。

第二章

孕前期

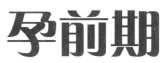

孕吐招人烦，乌梅疗效好

怀孕是一件辛苦的事情，尤其是孕期呕吐让不少准妈妈备受煎熬。怎样才能缓解孕吐便成了准妈妈们关心的问题。

我有一个侄女，今年5岁多了，不仅长得招人喜欢，而且具有画画的天赋。想起弟妹刚怀孩子的那段时间，"害喜"症状非常严重，从早晨一直吐到晚上，一点东西都不想吃，这可愁坏了家里人。弟弟无奈之下打电话给我，看我有没有好办法缓解媳妇呕吐的症状。

我接到电话后马上赶到弟弟家里。弟妹一脸哀愁地问我："二姐，是不是每个女人只要怀孕就会有这么大的反应啊？还要坚持多久？我太难受了，快撑不住了。"

早孕反应很正常

"别担心，'害喜'是怀孕之后非常正常的表现，我们将其称之为早孕反应。在这期间孕妇还会表现出嗜睡、喜酸食、晨起呕吐、厌恶油腻、恶心、食欲缺乏、头晕、乏力等症状，其主要原因是怀孕后体内的激素分泌发生变化。'害喜'通常出现在停经后40

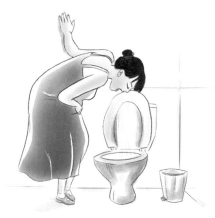

天，随孕期增长至 12 周左右便会自行消失，这是大多数孕妈妈的必经过程。"
我耐心地解释。

"啊，还要这么长时间？有什么办法能缓解一下吗？"弟妹焦急地问。

我笑了笑，让弟弟拿过来一罐蜂蜜，我让弟妹吃了一小勺，告诉她呕吐严重时可以吃一点蜂蜜，但每次别吃太多，一小勺就行。

过了一段时间，弟妹的孕吐不是很频繁了，家人这才松了口气。为了让弟妹更安心，我给她推荐了几个治疗"害喜"的小偏方，并嘱咐弟弟可以替换使用，避免单调乏味。

缓解孕吐

蔗姜饮：甘蔗榨汁 500 毫升，生姜榨汁 10 毫升；两汁混合调匀后少量频饮，可以有效缓解孕期呕吐现象。

闻香止呕法：鲜香菜 50 克，苏叶 3 克，藿香 3 克，陈皮 6 克，砂仁 6 克，煮沸后倒入茶壶内，闻其香气，可使人产生食欲，有效缓解呕吐带来的不适。

偏方其实不神秘

生姜散风寒、益脾胃，可以缓解因脾胃不和导致的妊娠呕吐；甘蔗味甘，能滋阴润燥，可以补充呕吐所致津液流失。香菜、苏叶、陈皮理气降逆，藿香、砂仁除湿健脾，挥发之气清香入鼻，可使孕妇产生食欲。

孕期女人记性差，鱼肉健脑功效良

王艳在一所学校当老师，教高二年级的历史。王艳虽然只有 28 岁，但她却是单位的教学能手。现在王艳怀孕已三个多月，虽然有非常严重的早孕反应，但她一直坚持给学生们上课。

最近王艳感觉有些力不从心，原本备得好好的课，到了讲台上却不知道该讲什么了。有很多的知识点都被她遗漏了，无论她事后如何反思，脑袋当中却是一片空白。以前学生上她的课都很开心，可是现在他们却不知道她在讲什么，为此王艳感到非常失落，再上课时也缺少自信了。因为这些问题，王艳到我这里就诊。

记性变差有缘由

听了王艳的叙述，我很理解她的心情。我耐心地安慰她："这种健忘不是病理性的，而是孕期正常现象。怀孕期间，胎宝宝会在母亲体内汲取大量的 DHA。因为妈妈体内大部分的 DHA 都输送给了宝宝，自然会有记忆力减退的现象。俗话说"一孕傻三年"也就是这个道理。记得我怀孕的时候，有一段时间也是和你一样，但是只要耐心、合理地进行调整，这种情况会逐渐消失的。"

"你现在出现健忘现象表明孩子生长发育非常迅速。大家都知道准妈妈容易腿抽筋是因为胎宝宝抢走了母亲身体里面的钙，却不知道健忘的毛病是因为体内的 DHA 让胎宝宝吸收了。所以孕妈妈一定要及时补充 DHA，不但可以防止健忘症的发生，也可为胎儿的发育提供更充足的营养，有助于孩子出生之后变得更聪明。"

"大夫，那要吃什么才能够补充 DHA 呢？"王艳问。

我告诉她："首先，就是要保证营养的均衡，在日常生活中可以多吃一些鱼肉。我这里就有一个补充脑力的方子，你可以试一试，材料也很简单。"

小偏方

补脑健脑

鱼头健脑汤：天麻 10 克，白芷 10 克，草鱼头 1 个，生姜两片，盐少许。先将鱼头清洗干净，去鳃；放入油锅，待油热后下鱼头将其煎至金黄色，取出备用；将准备好的白芷、天麻、生姜洗净，把这些调料放入炖盅，再将鱼头放入炖盅，加清水适量，炖盅加盖；文火炖 40 分钟，放入调味料就可以食用了。

偏方其实不神秘

鱼头的主要作用是健脑提神，对于孕期健忘有一定疗效。当然，也可以在药店购买孕妇专用的含有 DHA 的产品。

"嗯，好的，我记下了。除了要吃 DHA 外，生活中还有什么细节需要注意呢？"王艳紧张地问道。

"不必担心，在日常生活中主要应注意以下几个方面。"我回答。

恢复记忆，几个方面要牢记

首先，劳逸结合很重要。在工作之余，适当的运动是必不可少的。须知，生命在于运动，这样不仅能够让精力变得旺盛，同时也为孩子的顺利出生打下良好基础。有时间可以多听听轻音乐，能缓解紧张情绪，不但能起到胎教的作用，也能改善自身的记忆力。

其次，心情一定要舒畅。不能让自己有太多的压力，做任何事情都应该放慢速度。

另外，充足的睡眠也是非常重要的。可以在睡前做松弛运动、洗温水澡、听音乐，让精神放松下来。

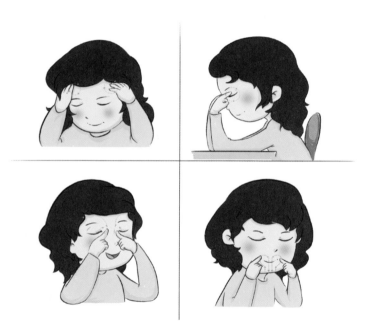

身上红点四处起，激素正常没关系

朱燕是女儿的语文老师，也是我的小学同学。朱燕不仅人长得漂亮，而且很敬业，对学生们非常关心。前几天女儿和我说悄悄话："妈妈，我告诉你一个小秘密，朱老师的肚子里有个小宝宝。"

"既然朱老师肚子里已经有了新生命，那你们以后千万不要气朱老师，否则肚子里面的小宝宝也会生气的。"我对女儿说。

没过几天，朱燕就给我打来了电话。我开始以为是女儿调皮犯错误了，接起电话就说："燕燕，是不是我家的捣蛋鬼惹你生气了？真是对不起，这孩子太顽皮了，等她回来我会教育她的。"

"不是的，老同学，最近你家孩子可听话了，是我有点事情想要麻烦你。"听她这么说，我松了一口气，赶紧说："燕燕，有什么需要帮忙的，你尽管说。"

"是这样，我现在怀孕已经有三个多月了。前几天刚做了孕检，检查结果一切正常。可是我最近发现腿上起了很多红色的小疹子，起初以为是痱子，可是情况越来越严重，有时很痒，我也不敢抓挠。这是怎么回事，会影响宝宝的发育吗？"

"这样吧，燕燕，你什么时候方便，我们可以约一个时间看看。"

"好吧，我明天去你们单位找你。"朱燕非常痛快地回答。

第二天下午，朱燕来到我的科室。我给她进行了细致的检查，发现她的腿上有些米粒大小的红疹，呈片状分布。

红疹从何而来

其实这是孕期比较常见的妊娠皮疹，皮疹起初在四肢部位出现，之后会逐步扩展到全身。它与体内激素分泌有很大的关系。对胎儿无不良影响。

"那我就不担心了。但是疹子太痒了，又不能抓，真不好受。老同学，能给我开点止痒的药吗？"

"怀孕是女性最为特殊的时期，这一时期我们不建议使用药物，不过倒是有止痒小偏方，温和安全，你可以试一试。"我说。

小偏方

消除妊娠皮疹

五味消毒液：蛇床子、地肤子各15克，苦参30克，黄柏、蝉蜕各15克。将上述药材加水煎煮，再将汁液倒入盆中，趁热熏蒸患处，等水温下降之后用干净的纱布或是小毛巾擦洗患处。可以在每天睡前擦洗1次，每次时间不要超过20分钟，连续使用1周。

偏方其实不神秘

五味药相配，有祛风止痒、清热解毒之效，对红疹瘙痒有很好的疗效。

为了有效缓解瘙痒，我又给朱燕提出了以下几点注意事项：

① 避免阳光直晒而出汗，出汗之后要用毛巾擦拭干净。

② 衣着宜宽松舒适，衣服最好穿棉质的，吸汗效果好。

③ 不要用热水烫洗患处，这样不但无法止痒，还会让病情更加恶化。

④ 洗漱时尽量不用对皮肤有刺激的肥皂或沐浴液。

过了几天，我给朱燕打电话询问病情，朱燕高兴地说："太谢谢了，我的老同学，小偏方效果真不错，瘙痒症状已经消失了。"

孕期发烧应重视，安全降温最重要

星期天，有一对非常年轻的夫妻到我这里就诊。丈夫搀扶着妻子坐下，指着妻子那隆起的肚子连声问我："医生，我爱人发烧了该怎么办啊？会不会影响到孩子啊？"

孕期发烧需谨慎

我详细询问了孕妇发烧的时间以及末次月经的时间，然后帮助计算了孕龄。在进行仔细的分析之后，我对他们说："妊娠早期，孕妇体温不高于38℃，这属于低热，对妊娠和胎儿的健康没有太大影响。但如果长时间发烧或高烧，会导致母体器官功能紊乱，引起子宫收缩或宫内感染，导致胎儿畸形，甚至流产。不仅如此，长时间发高烧对胎儿的大脑影响最大，可造成脑细胞死亡，从而导致胎儿智力发育异常。"

我们需要注意的是，胎儿早期的生长发育，对体温的变化是相当敏感的，因此易造成孕妇流产。到了怀孕中晚期，胎儿的基本形态已经形成，所以，孕期发烧对胎儿的危害性就降低了。不过，如果你的孕期发烧是由于宫内感染引起的，那么就应该进行必要的检查了。

那位丈夫又问我："昨天晚上，我看着她发烧的样子好难受，就让她吃了一粒退烧药，这不会对宝宝的发育有影响吧？"

　　我对她说："大多数的药物只要选用正确，合理应用，对于胎儿和孕妇的影响都不大，但是所使用的药物必须了解其副作用及毒性。"

　　通常，孕妇末次月经第 14 天排卵，精卵结合形成受精卵。受精后 7 天内，因受精卵尚未种植，不会对胎儿造成不良影响。受精后 8 至 15 天内用药，胚胎此时虽已种植，但这期间各组织器官没有完全分化，所以不会对胎儿造成影响。需要注意的是，受精后 15 至 56 天，各器官在这一时间段逐步开始分化，胚胎易受药物的影响而致胎儿畸形。受精 56 天后，胎儿初具人形，各器官的初步发育已经完成，药物对其影响也随之减小。

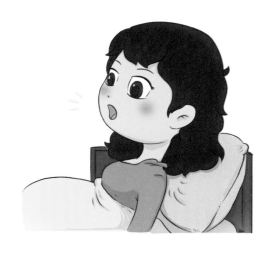

多数抗生素可以经过胎盘进入到胎儿体内，其中青霉素、头孢噻啶、红霉素在孕期使用一般无危害，对胎儿无明显副作用。四环素对母亲和婴儿都会造成伤害，严重者可损害孕妇肝脏和肾脏，对胎儿的伤害也是极大的。链霉素及其他氨基糖苷类药物对胎儿听神经都有不同程度的损害。解热镇痛类药，如阿司匹林或水杨酸钠，小剂量使用对胎儿伤害较小，大剂量长期用药，对母体血小板聚集会造成影响，即降低其聚集功能，从而增加胎儿的死亡率和过期产儿综合征的发病率。

　　目前治疗孕期发烧的基本原则是防止感染，将体内病毒排除，降体温。孕妇轻微的发烧可以多喝热开水，注意休息，口服感冒清热冲剂或板蓝根冲剂等。如果发烧特别严重，除一般处理外，最重要的是将体温控制在合理范围，建议采用物理方法降温，也可以使用药物降温。请在医生的建议下谨慎使用解热镇痛药。采用中医辨证论治对于控制孕妇体温效果明显。

孕妇感冒不可轻视，不能随意自行用药，必须及时找医生进行诊治。

孕妇发热，可试试用生姜和红糖熬制姜糖水，趁热喝下，盖被发汗。

小偏方

退热

温水擦浴：将毛巾浸上热水，为孕妇擦洗全身。擦洗时要注意保温，如果孕妇感觉到发冷，脉搏与呼吸发生改变，应该马上停止擦洗。

酒精浴：准备 30% ~ 50% 的酒精或 60 度白酒适量，加入等量凉开水，用水在手足、腋下、额头和腹股沟等地方进行反复擦拭。

冰袋敷头：可以将冰块放入塑料袋内，外包一块毛巾，将其放置在孕妇的前额或后颈。

偏方其实不神秘

温水擦拭皮肤有助于扩张皮肤血管，可促进散热；相反，如果用凉水来擦拭皮肤，就会导致皮肤血管收缩，对散热非常不利。

孕期感冒怎么办，几个小方来应急

记得几个月前的一天下午，在医院的过道里，我遇到了妇产科的梁主任和其他几名医生。

"梁主任，又手术啊？您可真是个大忙人，咱们有些日子没在一起聊天了。"我调侃道。

"你就别挖苦我了，我也想和你一起聊天，可是这手术拖延不得，我可真是没时间啊。"梁主任一改平时的严肃，和我这个老朋友说笑起来。

"这次做什么手术啊？"我好奇地问。

"清宫术，这个女孩好不容易才怀上孩子，有点小感冒就胡乱吃一堆药，这次做孕检，没有听到胎儿的心跳，只能宣布胎儿不良，需要马上进行手术。"梁主任叹息地摇摇头，径直走进电梯，去手术室等候了。

抗生素不可随意滥用

我想起几年前生女儿时的情景：

和所有的孕妇一样，因为身体疲劳、工作压力大、身体抵抗力弱，怀孕早期，我也没有躲过感冒这一劫。咽痛、流涕、头痛、发热、咳嗽，这些症状让我着实吃不消。孕早期是胚

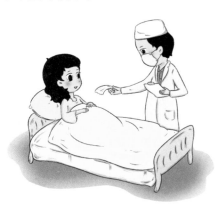

胎形成的关键时期，而感冒药大多属于抗生素类复合剂，比如药店常备的伤风胶囊、感冒通、康泰克、白加黑等，其主要成分是抗组胺药，会对胎儿造成不良的影响，因此孕前3个月即便非常难受，我也没有服用任何感冒类的西药。

看我难受的样子，爱人只得帮我用酒精擦浴来降温；同时，我让爱人用雪梨、枇杷叶、冰糖煎汤给我服用，这才使我的咳嗽有了好转。再后来，我给自己开了几个小偏方，让家人帮着我煎，服用了4天的时间，我的感冒就完全好了。

感冒好后，我做的第一件事情就是检查宝宝是否健康。经过一系列的检查，我心里的一块石头才落地。

小偏方

治疗感冒

葱白姜片汤：生姜5大片，葱白5根，甘草1克；将以上3味加水煎服，服后覆被发汗；主治风寒感冒。生姜辛温，发汗解表；葱白解表驱寒，通达阳气；甘草调和药味。

苦瓜绿茶汤：苦瓜200克，绿茶15克；苦瓜捣烂，与绿茶共置锅内，加水400毫升，煮取300毫升，滤去渣滓；趁温分1～2次服完，每日1剂，连服5日。主治风热感冒。

荷叶粳米粥：荷叶1张，粳米100克，白糖适量；粳米煮粥，煮时将荷叶盖于粥上，然后另用水煮荷叶汁调入粥内，加白糖后即可食用。主治暑热感冒。

另外，孕妇感冒期间，应当保证充足的睡眠。如果症状较轻可以不使用上面的偏方，只需多饮水，多食用蔬菜、水果和蛋白质高的食物，保证正常的排便；还可以在茶杯里倒入42℃至60℃的热水，用蒸汽对准口鼻，不断吸入热蒸汽，次数不限，这样症状也能得到缓解。

护理不可少

有些准妈妈在感冒发热的时候会感觉吃东西没胃口，此时不妨吃些流食，可以选择米汤、蛋奶、果汁、豆浆等；有胃口而发热的时候可进半流食，如肉糜粥、藕粉、鸡蛋羹等；退烧之后可以吃一些面条、稀饭、新鲜蔬菜等；如果出过多的汗，也可以在饮用的水中添加一些盐和白糖，有助于体内电解质的补充。

如果高热，可以采取酒精擦浴、温水擦浴、冰袋敷头等物理方式进行降温，如果效果不显著必须马上到医院接受治疗。要知道，长时间发热或高热，不但会导致孕妇器官功能紊乱，引起子宫收缩或宫内感染，还可能导致胎儿畸形或流产；其对胎儿的脑部损伤最为明显，可造成脑细胞死亡，有可能导致胎儿智力低下、记忆力和反应能力差等，后果不堪设想。

预防感冒对准妈妈来说非常重要。在怀孕期间，准妈妈应该改变生活习惯，调整生活节奏，保证睡眠，加强营养；始终保持一个积极向上的心态，并适当锻炼，提高自身免疫力；在疾病流行期间，注意个人卫生，最好不要到人多的地方，尽量不与感冒病人接触；保证正常的室内温度和湿度。

孕期情绪差，偏方解烦忧

怀孕期间，女性的身体功能发生了巨大的改变。

随着孕期的增长，准妈妈们的腹部逐渐隆起，走路、下蹲、站起、坐下都会出现困难。除此之外，孕妇的排尿次数和时间也不再像从前那么有规律，常会出现尿频、尿急。在这段时间里，很多孕妇行动十分不便，怀孕打破了她们正常的生活规律，使她们的情绪开始变得焦躁不安。

更令准妈妈们无法忍受的是，在怀孕期间，她们的皮肤变得干燥、粗糙，发质也变差。

这时候的准妈妈们最应该做的就是将自身的负面情绪去除，从而变得开朗而阳光。

孕期焦虑具体表现

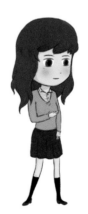

其实，孕期焦躁、烦恼的现象并不少见。比如，准妈妈常常会出现情绪波动，以及失眠、多梦等情况。在一些小事上，准妈妈也有可能会忽然抓住不放，甚至会斤斤计较。长期精神状况不佳，不仅会产生失眠、厌食等不良反应，还会造成性功能减退、自主神经功能紊乱等。

小偏方

缓和孕期不良情绪

百合酸枣汤：取鲜百合 30 克、酸枣仁 15 克、远志 10 克、冰糖适量。将鲜百合、酸枣仁、远志清洗干净，沥干备用。将酸枣仁、远志放入锅中，并在锅中加入适量清水，先用大火将水烧开，再将百合放入锅中，用小火慢慢熬煮。等汤汁熬开之后，将汤汁中的杂质过滤，并在汤汁中加入适量冰糖即可代茶饮用。

莲子银耳汤：准备莲子、银耳、红枣、枸杞和冰糖适量，清洗备用，银耳用清水泡发。在锅中倒入适量清水，在水中放入银耳、莲子、红枣、枸杞，先用大火将清水烧沸；水沸之后，再在锅中加入适量冰糖，转小火熬煮，熬至黏稠状态即可食用。

偏方其实不神秘

为什么这两种汤能够起到缓解不良情绪的效果呢？其实，百合酸枣汤中的百合能够养阴润肺，清心安神；酸枣仁也具有安神功效。莲子银耳汤则有滋阴补血、清心除烦的作用。

孕妈安胎，偏方有效

阿珠小产至今已有三年多了，这次好不容易怀上孩子，全家为此事感到非常开心，可是近来阿珠的身体却出现了不适症状。她不时地感到小腹坠胀、疼痛，全身乏力，甚至有出血迹象。家里人吓坏了，在熟人的推荐下，阿珠找到了我。

中医安胎有优势

我发现阿珠脸色黯淡，眼圈发黑，属于阴虚体质；且脾肾两虚，任冲不固，有流产迹象。

我对阿珠说："有流产史的女性大都处于亚健康状态，若治疗不彻底，很容易出现习惯性流产。你的情况发现较早，好好调理不会有太大问题。从西医的角度来讲，孕妇缺乏维生素 E 会导致上述现象，因此建议女性及时补充维生素 E。我给阿珠提供了补充维生素 E 的食方。

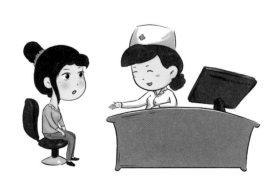

小偏方

安胎

阿胶鸡子粥：阿胶 30 克，鸡蛋两个，糯米 100 克，精盐 1 克，熟猪油 6 克。将糯米淘洗干净，清水浸泡 1 小时；鸡蛋打入碗内，搅散；阿胶打碎，备用。锅内加水适量，放入糯米煮粥，熟后投入阿胶末，淋入鸡蛋，再煮二三沸，调入熟猪油、精盐即成。每日 1～2 次，连服 7～10 天。此方养血安胎，适用于胎动不安及小腹坠痛、胎漏下血、先兆流产等。

莲子黑豆糯米粥：莲子、黑豆、糯米各 50 克，按常法煮粥食用。每日 1 剂，两次分食。此方益气补脾，固肾安胎，适用于脾肾亏虚所致之胎动不安。

偏方其实不神秘

我告诉阿珠，阿胶甘、温，入肝、肾经，补血滋阴，润燥止血；莲子甘、涩、平，入脾、肾、心经，补脾止泻，益肾涩精，养心安神。黑豆入脾、肾经，益气健脾，补肾固精。药物治疗并非是最好的的选择，食疗没有副作用更安全。

阿珠回去后按照我说的方法调理，身体有了明显的好转，不再有胎动不安的现象了。过了一段时间，阿珠生下了一个非常健康的宝宝。

有些食物会引发子宫收缩，有些食物具有活血化瘀的作用，可导致胎盘不固，都不利于安胎。所以，孕妇安胎最好根据医嘱而行，不可盲目进补。

孕妈水肿怎么办? 鲫鱼汤汁是首选

小芳已经怀孕将近 8 个月了，最近身体越来越"胖"。其实她这种情况属于水肿，休息之后也不见缓解，有时候还会感觉头晕。于是，在家人的陪伴下，她到我这里就诊。

水肿从何而来

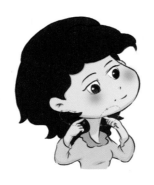

我仔细诊查，发现她不仅是下肢水肿，手、脸也有些水肿。我按了按水肿的部位，看到按上去的手印几分钟后仍不消失，皮肤几乎没有弹性。我判定小芳的情况与孕期水肿有别。小芳的孕期水肿导致其血压快速升高，所以会头晕。这种情况如果持续出现，会使全身小动脉痉挛，严重者可危及自身和胎儿安全。

我告诉小芳一些食疗的方法，这些食疗方不但可消除水肿，对孕妇也有进补的作用。

小偏方

缓解水肿

鲫鱼粥：鲫鱼1尾，高粱米50克，橘皮10克，酱、葱各适量。将高粱米、橘皮同煮粥，鲫鱼去骨入粥；临熟加酱、葱调和，即可食用。此方健脾和中，渗湿消肿；主治气滞湿阻型妊娠水肿。

赤豆花生大枣汤：赤小豆50克，花生米50克，大枣9枚，大米100克，砂糖50克。将赤小豆、花生米、大枣、大米分别洗净备用；锅内加水适量，放入赤小豆、花生米、大枣、大米煮粥，熟后调入砂糖即成。每日1～2次，连服10～15天。此方健脾养胃，益气养血；适用于体质虚弱、妊娠水肿、营养不良性水肿、脚气水肿、产后缺乳等。

小芳按照我说的食疗方调理，过了大约两周的时间，水肿开始消退，头晕也明显减轻。小芳坚持喝了两个多月，不但水肿消失了，体质也增强了不少。现在，她正信心满满地等着孩子降生。

偏方其实不神秘

从中医的角度来看，引起孕妇水肿的原因是多方面的，比如有脾虚造成的，也有肾虚或者气血不畅导致的。现代医学研究认为，水肿主要是因为液体渗出，在组织间隙中聚集，对静脉回流造成压迫导致的。一般的妊娠水肿无须治疗，它会随着妊娠期的结束而消退。病理性的水肿则对孕妇身体会造成伤害，应当及时到医院就诊。

鲫鱼药用价值极高，其味甘性平，入胃、肾经，具有和中补虚、温胃益气之功效。赤小豆味甘、酸，性平，归心、小肠经；利水消肿，解毒排脓；用于水肿胀满、脚气水肿等病。

孕期补钙很重要，双汤膳食不能少

张菲怀孕已经 4 个多月了，最近她总是觉得腰酸背痛，晚上也睡不好觉。她也不知道是怎么回事，于是在爱人的陪伴下到医院找我进行诊治。

张菲向我描述了她的症状，我让她张嘴，发现她的牙齿有松动的现象。于是，我问她最近是否出现腿抽筋的现象。张菲说确实有过几次小腿抽筋，并没有放在心上。由此，我判定张菲缺钙了。

孕期缺钙危险多

孕期缺钙危害是非常大的。首先，孕妇缺钙，轻则出现肌肉痉挛（腿部抽筋），重则骨质疏松，进而引起骨软化症。其次，有一部分妊娠高血压是由于缺钙引起的。对胎儿来说，不能充足地吸收钙元素会导致软骨病、佝偻病、鸡胸等先天不足之症的发病率

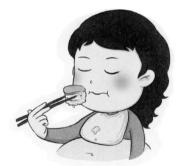

大大增加。特别是到了怀孕中晚期，胎儿的钙需求量将会不断增加。

因为张菲目前处于孕中期，而且缺钙现象不是很严重，所以我向张菲推荐了几个补钙食疗方。

张菲按照我的嘱咐调理，大约过了 3 周的时间，缺钙症状基本消失了，她后来生的宝宝身体非常强壮。

小偏方

补钙

萝卜海带排骨汤：排骨 250 克，白萝卜 250 克，水发海带 50 克，黄酒、姜、精盐、味精各适量。排骨加水煮沸去浮沫，加姜片、黄酒，小火炖熟；加入萝卜丝，再煮 5 ~ 10 分钟，调味后放入海带丝煮沸即可。

排骨豆腐虾皮汤：猪排骨 250 克，北豆腐 400 克，鸡蛋 1 个，洋葱 50 克，蒜头 1 瓣，虾皮 25 克，黄酒、姜、葱、精盐各适量。排骨加水煮沸后去掉浮沫；加姜、葱段、黄酒，小火煮烂；再加豆腐块、虾皮煮熟，放入洋葱和蒜头，煮沸调味即可。经常食用，强筋壮骨，润泽肌肤，滋养五脏，清热解毒。

偏方其实不神秘

从中医的角度来说，缺钙与脾、胃、肾功能虚弱有关。这三个脏器的功能失调会影响人体对钙元素的吸收。豆腐入脾、胃经，能健胃益脾。现代医学研究发现，豆腐当中钙含量非常丰富；排骨、虾皮都是常用补钙食品。

需要大家注意的是，补钙不可以盲目进行，因为体内钙含量过高会阻碍身体对其他微量元素的吸收。

准妈妈便秘了，试试茭白和茼蒿

雅琴怀孕有 3 个多月了，以前就有便秘的毛病，现在变得更严重了，经常三四天才排一次便，而且每次排便都很痛苦。因为排便困难，她的脸上也开始长痘痘了。雅琴担心影响胎儿的健康，于是叫上好朋友陪她一起到我这里就诊。

便秘从何而来

孕期便秘一般不可避免，尤其是接近孕晚期的时候，便秘问题会变得更加严重，会对孕妇和胎儿造成不良影响。

我发现雅琴的便秘主要是由于阴血亏虚造成的，所以我推荐她适当多吃一点茭白和茼蒿。这两种菜虽然不起眼，但是它们具有很好的润肠通便作用，能够缓解孕期便秘。雅琴按我说的方法进行食疗，一个月之后，她的便秘症状消失了。

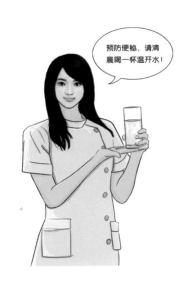

预防便秘，请清晨喝一杯温开水！

小偏方

通便

茭芹饮：新鲜茭白 100 克，旱芹菜 50 克，水煎服。每日 1 剂，可辅助治疗便秘。

茼蒿汤：新鲜茼蒿 250 克，做菜或者做汤吃。每日 1 次，7～10 天为 1 个疗程，可辅助治疗便秘。

偏方其实不神秘

从中医的角度来说，孕期女性体内的阴血都下注冲任以养胎元，所以"血感不足，气易偏盛"；从现代医学角度来说，孕期女性的活动量不断变小，胎儿逐渐长大，子宫压迫直肠，肠胃蠕动变缓，很容易发生便秘和肠胀气，严重的便秘极容易造成孕妇早产。

出现便秘问题，最好通过食疗的方式加以缓解。孕妇平时可以多吃一些能够产生气体的食物，如葱、蒜等，借助肠中的气体来刺激肠蠕动；尽量少吃或不吃难以消化的食物，如蚕豆、莲藕等；不能随意服用泻药，以免对胎儿造成危害。

茭白和茼蒿有润肠通便、清热排毒的作用。在这里要特别提醒大家，茭白味甘、性寒，虽能润肠通便，但有滑胎的副作用。食用过多容易导致流产。

第三章

孕中期

瘙痒小病好解决，乱涂乱抹要杜绝

　　韩秀在外贸公司上班，她结婚已经一年多了，但是由于工作繁忙，一直没有要孩子。后来因为担心年纪太大影响怀孕，所以韩秀决定辞职，专心在家里备孕。

　　韩秀的努力很有成效，3个月之后，她就怀上了宝宝。怀孕前3个月，小宝宝各项情况都非常正常，这让韩秀非常开心，她每天都会进行必要的锻炼，还对胎儿进行音乐胎教，希望能生出一个聪明活泼的宝宝。

　　最近几天，她却出现了一些小状况，皮肤发痒，但是并没有明显的皮疹。

瘙痒问题从何来

　　韩秀夫妇到医院检查，诊断结果为孕期皮肤瘙痒。我告诉她不必担心，这不会影响孩子的健康。韩秀并不放心，接着问："大夫，您说会不会是妊娠期丘疹性皮肤炎？我查阅了书籍，书上提到这种疾病会影响孩子的健康。"

　　我说："这种担心是没有必要的，不是妊娠期丘疹性皮肤

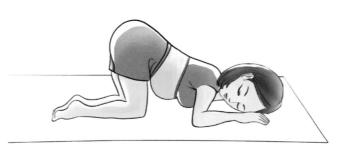

炎。那种病发生的几率非常低，而且发病的时候全身都会起疹子，丘疹小而坚硬，呈圆锥形或半球形隆起，一般为红色。的确，这种疾病对胎儿有极大的不良影响，可能造成胎儿流产或死亡。"

韩秀问："有什么办法可以治疗我这种皮肤瘙痒症吗？当然，治疗的前提是不能伤害到肚中的宝宝。"

"这样吧，你现在处于怀孕中期，我并不主张用药，我给你开一个小方子。"我说。

治疗皮肤瘙痒

中药外洗方：黄柏、蛇床子、苦参、地肤子、白鲜皮、防风各 15 克，丹皮 20 克，茵陈蒿 20 克，生地 30 克。将上述中药加水浸泡 30 分钟，煮 30 分钟；将药汁倒入干净的盆中，取适量擦洗皮肤，每日 1 ~ 2 次。

我又嘱咐她在治疗期间，饮食以清淡为主，忌辛辣物、海鲜；多吃新鲜蔬菜、水果；注意休息，缓解心理压力。

偏方其实不神秘

上方中苦参、黄柏清热燥湿，地肤子、白鲜皮、蛇床子燥湿止痒，茵陈蒿清热、利湿，丹皮、生地凉血止痒，防风祛风解表止痒。

我再次叮嘱韩秀夫妇："千万不能用指甲用力抓，以免造成感染；不要用热水擦烫患处，也不要用肥皂水刺激皮肤。"

过了几天，韩秀到医院做检查，顺便到我办公室坐一坐，她非常高兴地对我说："大夫，你的方子真管用，我的病症完全消失了。"

巧除妊娠纹，鸡蛋清有效

　　王洁是一名舞蹈老师，她对舞蹈非常痴迷。可怀孕对于这样的女性而言简直是一场"噩梦"。随着孕期的增长，王洁的肚子一天比一天大，以前迷人的小蛮腰消失了，原本细腻的皮肤上也出现了粉红色的不规则裂纹。这让王洁非常难过，担心因为生育而毁掉以后的艺术道路，于是每天都会向爱人诉苦。

　　随着孕期的增加，王洁肚子上的妊娠纹也越来越多，她终于无法再忍受了，于是在爱人的陪同下找到我，问我是否有什么解决的小妙招。

妊娠纹从何而来

　　"一般来说，随着宝宝不断地生长发育，孕妇子宫会逐渐增大，肚皮鼓起，原来紧致的肚皮被不断地撑开。当肚皮撑大到一定程度的时候，皮肤纤维组织就断裂了，于是肚皮上面就出现了粉红色或紫红色的横向断纹，这就是我们常常提到的妊娠纹。很多女性朋友都知道，妊娠纹形成

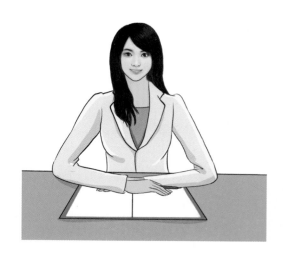

以后是很不容易消除的。"我向她解释道。

听到这里,王洁满脸愁容:"那怎么办啊?要是生完孩子以后不能恢复,我还怎么跳舞,怎么见人啊!"王洁的眉头紧锁起来。

"其实啊,要想避免妊娠纹继续胀裂也不是没有办法,关键是平时要注意保养,而且需要长期坚持。

"首先,怀孕期间孕妇应补充丰富的维生素及矿物质,多吃水果和蔬菜。其次,胶原纤维本身是由蛋白质所构成,如果蛋白质摄入量不足,会导致皮肤胶原纤维无法得到足够的养分,所以要多摄取蛋白质含量丰富的食物,可以吃些胶原蛋白含量丰富的猪蹄、羊蹄等,从而增加皮肤弹性,预防妊娠纹。"

小偏方

减少妊娠纹

鸡蛋清外敷:将腹部洗净后按摩 10 分钟,把鸡蛋清敷在肚子上,10 分钟后将其擦掉,再做一下腹部按摩。

偏方其实不神秘

蛋清有收紧皮肤的作用,持续使用不仅有助于祛除产后妊娠纹,还有助于体形恢复。

需要强调的是,皮肤干燥以及皮肤有瘙痒感的孕妇,产生妊娠纹的几率更大。如果能在孕后 3 个月至产后的 3 个月里,坚持每天用橄榄油进行皮肤按摩,可有效预防妊娠纹。

孕期黄褐斑，食疗有妙招

在孕中期，不少女性都为自己脸上的黄褐斑而苦恼，更担心用药会影响宝宝的正常发育。我曾经接诊过一位病人顾青，她就是在孕期长了黄褐斑，可是现在皮肤细腻光滑，白白嫩嫩，让不少人都非常羡慕。

顾青是一家公司的文秘，每天的工作就是在办公室整理文案，工作很轻松，而且薪水不低。和其他爱美的女性一样，顾青特别在意皮肤保养。可是怀孕之后，顾青的皮肤发生了变化，脸上出现了很多黄褐斑。

黄褐斑从何而来

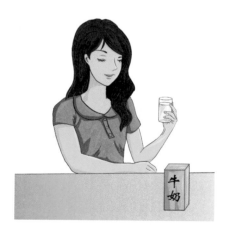

我安慰顾青："妊娠斑出现的原因主要是受孕后，垂体前叶分泌的泌乳素、促甲状腺素、促肾上腺皮质激素和黑色素细胞刺激素增多所致。这属于妊娠期生理性变化，不必过分担心，保持愉快的心情、充足的睡眠、合理的膳食最重要。"

首先，要多吃富含维生素 C 的食物，比如猕猴桃、西红柿、柠檬和新鲜蔬菜，这样可以加速新陈代谢，使体内废物尽快排出。其次，外出时一定要做好防晒工作，如戴墨镜、打遮阳伞、佩戴遮阳帽等。我又给顾青介绍了一个治疗黄褐斑的小偏方。

治疗黄褐斑

白芷茯苓霜：将白芷、茯苓研成细粉，加入市售儿童面霜中拌匀，每晚睡前温水洗脸后涂擦，次日早晨洗净，两周为1个疗程。

偏方其实不神秘

我告诉顾青，白芷味香色白，为古老的美容药，可以改善微循环，促进皮肤的新陈代谢，延缓皮肤衰老。两个月之后的一天，顾青打来电话说："非常感谢您，您的方子太好用了。第一次用就感觉脸上非常舒爽。因为感觉不错，所以一直坚持，现在黄褐斑已经非常淡了，肤色也好多了，我感觉皮肤比以前更娇嫩了！"

孕期贫血须重视，大枣木耳是美食

邻居朱阿姨的女儿小美还有 3 个多月就要生产了，全家人非常高兴。然而这两次的孕检结果让家里人很是担忧：宝宝生长发育迟缓，而准妈妈也被诊断为贫血。

之前各项检查结果都是正常的，小美的身体情况也不错，为什么突然会出现这种现象呢？

朱阿姨和我的关系不错，所以她领着女儿来我家，让我看看怎么办才好。

我从朱阿姨的手里拿过了两次检查的化验单和 B 超单进行比对，化验单上前后两次的血清铁蛋白为 9.4 微克 / 升、10.1 微克 / 升，血红蛋白为 86 克 / 升、89 克 / 升，而 B 超显示胎儿比实际孕期小 1 周。我给朱阿姨的女儿号了号脉，发现她脉象迟缓，我便问她："你最近有没有感觉哪里不舒服啊？"

孕妇贫血从何来

她说："也没什么特别吧，只是最近我总感觉头晕晕的，浑身提不起劲儿，有的时候心里还发慌。"

我告诉朱阿姨说："不用太担心，调整一下您女儿的饮食结构，加强营养，贫血症状就会消失。怀孕中期，宝宝所需营养在增加，如果这个时候孕妇营养补充不足，尤其是缺乏铁元素的摄入，就容易发生贫血。轻微的贫血不会对宝宝造成影响，但是如果贫血严重了，宝宝极有可能会出现生长迟缓、胎动异常等现象。"

"原来是这样，需要吃点药吗？"朱阿姨担心地问。

"从化验结果来看，您的女儿属于缺铁性贫血，因此在以后的饮食中要多摄入含铁量丰富的食物。要知道铁是制造血红蛋白的原料，准妈妈身体内必须存储足够的铁，才能有效供给胎儿生长发育所需。"

"如何补铁？应该吃什么？"这个时候，朱阿姨的女儿开口了。

"可以适当多吃榛子、核桃、葵花子、栗子、花生、鸡蛋、全麦面包、豆类、猪肝、红肉、绿叶蔬菜和鱼肝油等，这些食物中铁元素的含量是非常丰富的。在此基础上，还可以多吃富含维生素 C 的水果或蔬菜，都有助于铁元素的吸收。"只要营养跟上了，宝宝自然会加快生长发育的速度。除了平时的调理外，我还有一些补血的小方子，坚持服用一段时间就能见效。"我拿出纸笔给朱阿姨写了几个小偏方。

小偏方

补血

大枣黑木耳汤：水发黑木耳 30 克，红枣 20 克，煮汤服食，每次 1 小碗，每日 1 次。

蜂蜜龙眼肉：龙眼肉、大枣各 250 克，洗净放入锅内，加水适量，置于武火上煮沸，改文火煮至七成熟；加姜汁适量、蜂蜜 500 克搅匀；煮熟待凉，装瓶内封口。每次食龙眼、大枣 6～8 粒，每日 3 次。

偏方其实不神秘

大枣滋补气血，黑木耳铁元素含量丰富，具有益气充饥、轻身强智、补血止血等多重功效，它们是治疗贫血的黄金搭档。龙眼肉补益心脾，养血安神，铁及维生素 B_2 含量丰富，是女性重要的调补食品。

朱阿姨拿着我给的方子很开心，临走之前我叮嘱小美日常饮食还要注意补充锌元素，可常食用苹果（每日 1 ~ 2 个）、蘑菇、香蕉、卷心菜等含锌量丰富的食物。

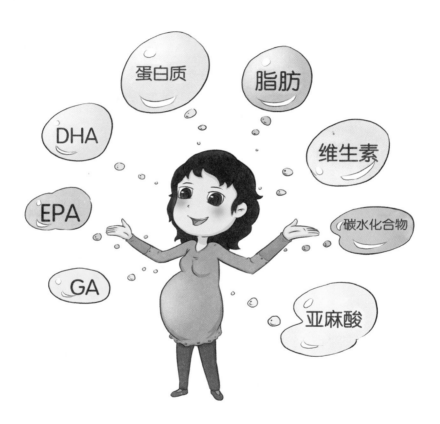

天然药材酸枣仁，孕期护孕大功臣

冬梅在一家公司担任销售部经理一职，工作业绩非常突出。如今冬梅怀孕将近 6 个月了，随着宝宝在肚子里一天天变大，她感觉自己的身体越来越虚弱，睡眠也越来越不好，白天工作打不起精神，朋友建议她找中医调理。一个周六的下午，冬梅找到了我。

冬梅告诉我，她睡眠质量很不好，稍微有动静就会被惊醒。这段时间，腹中原本安分的宝宝也开始淘气起来，每天晚上都会在她肚子里闹腾，这让她极为苦恼。

孕妇失眠原因多

看着冬梅担忧的样子，我安慰道："准妈妈睡眠质量不佳是由多种原因导致的。首先，睡眠姿势就会影响准妈妈的睡眠质量。准妈妈不宜采用仰卧位，而应该选择侧卧位，同时双腿蜷曲。这样可以减少下腔静脉的压力，保证血液流通顺畅。血液循环不良，胎儿会因为缺氧而感觉不舒服，从而导致胎动频繁，影响准妈妈睡眠。其次，随着宝宝在母体中不断成长，准妈妈的腹部逐渐变形，体重也开始增加，这导致准妈妈经常会感觉到腰酸背疼，翻身乏力。再加上此时的准妈妈开始尿频，频繁起夜影响睡眠。另外，有的准妈妈夜间小腿抽筋，甚至呼吸急促，这也是导致失眠的重要原因。"

听了我的话，冬梅非常苦恼："那怎么办？睡眠不好是不是对孩子影响特别大？"

"肯定是有影响的。睡眠不好不仅会导致准妈妈胰岛素升高，增加其孕期患上糖尿病的可能性，而且容易使其血压升高，导致分娩过程变缓，对宝宝顺利出生也会产生不利的影响。"我一边回答，一边给冬梅开列了治疗失眠的方子。

治疗失眠

酸枣白术粳米粥：酸枣仁 10 克，白术 10 克，粳米 50 克。酸枣仁、白术水煎取汁，放入粳米煮粥，调味即可食用，每次 1 碗，每日两次。

"就这么简单？"冬梅似乎有些不相信。我向她解释："在怀孕期间尽量避免药物治疗。睡觉之前可以喝一些加了蜂蜜的牛奶，这样有助于身体分泌胰岛素帮助睡眠；另外，平时可适当多食用具有补心安神作用的食品，如百合、莲子、龙眼、大枣、小麦、核桃等，对提高睡眠质量有很大的帮助。在冬梅离开之前，我又仔细地叮嘱她，不管睡眠质量如何，最好不要吃安眠的药物，因为安眠药对胎儿和准妈妈的身体都有一定的副作用。

偏方其实不神秘

酸枣仁味酸、性平，归肝经，有安神助眠的功效。中医方剂中有一个著名的安神名方叫酸枣仁汤，由酸枣仁、茯苓等中药组成，酸枣仁在方中充当君药，主治阴血不足而导致的失眠。

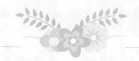

孕妈妈腿抽筋，芍药补钙可放心

老同学孙振毕业之后去了一家外企公司，因为能力突出，所以受到了领导的重视。因为一直忙事业，结婚之后也没将要孩子的事情提上日程。在老人的催问和劝说下，孙振夫妻不得不将生孩子的事情提上日程。

抽筋问题从何而来

没有多久，孙振的爱人就怀孕了。但是问题也随之而来。

一天早晨，我接到孙振打来的电话："老同学，我老婆出现了一些问题，昨天晚上吓坏我了，一晚上小腿抽筋好几回，我心里特别担心。"

"其实没有必要过多担心，大部分的准妈妈都会有小腿抽筋的经历，胎儿的骨骼生长很快，对钙的需求量很大。如果孕妇钙吸收不足，就会出现手足麻木、腰背酸疼、小腿抽搐等现象；严重缺钙还会引发胎儿先天性佝偻病。所以补钙很重要，一定要引起重视，不可马虎。"我解释说。

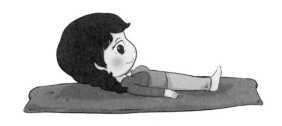

"嗯，这下我清楚了，一定不能再大意了。在日常饮食中，还有什么需要注意的吗？"孙振接着问。

我接着说："补钙可以从药补和食补两方面进行，现在主要提倡食补，可以多吃一些含钙和维生素 D 丰富的食物，如豆制品、牛奶、海产品、绿叶蔬菜等；常喝酸奶，对钙的吸收很有帮助。另外，如果缺钙严重，那么就要在医生指导下通过药物进行补充。另外，我介绍两个缓解抽筋的小偏方。"

缓解抽筋

简易按摩方：小腿抽筋时，要马上找个凳子坐下，用手紧紧扳住抽筋那条腿的前脚掌；让小腿尽力蹬直，并且用双手用力往回拉前脚掌，使脚与大腿呈 90°，这样就能缓解疼痛；随后再按摩小腿僵硬的肌肉。注意，不方便的时候需要家人配合，不可大意。

芍药甘草汤：取白芍 20 克、甘草 10 克，冲泡代茶饮。

偏方其实不神秘

药理研究表明，甘草、芍药有解热抗炎、镇静镇痛、松弛平滑肌的作用。此方可以应对多种急性疼痛，特别是平滑肌痉挛引发的抽筋和疼痛。

孕期牙疼不要慌，内服外用效果好

周建英今年 27 岁，怀孕已经 7 个多月了，她对我说："大夫，因为我之前非常喜欢吃甜食，所以妊娠 30 周时患上了龋齿。现在牙龈肿痛，半个脸都肿了起来，疼得我坐立不安。我爱人带我去了很多医院，没有一家愿意给我治疗。虽然牙疼不是大病，疼起来真要命。"

牙疼问题从何来

孕期会出现几种常见的牙周问题。

第一种是妊娠牙龈炎。孕期内分泌变化，使得牙龈充血肿胀，刷牙时极容易出血，偶尔还会感觉到牙痛。

第二种是妊娠瘤。这种情况比较少见，一般发生在怀孕中期。妊娠瘤是牙周炎与毛细血管增生引发的鲜红色肉瘤，大小不一，生长速度较快，一般出现在两相邻牙齿间的牙龈尖端。一般情况下，妊娠瘤是没有必要治疗的，会随着激素的正常分泌而消失。

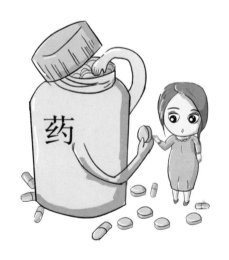

　　孕期出现牙疼的时候，可以切一小片生姜含在嘴里，或者常用温水漱口。另外，我给她推荐了两个缓解牙疼的小偏方。

缓解牙疼

内服兼含漱方：鲜丝瓜两条切块，加水煎汤，待丝瓜烂熟，加入鸭蛋清1个烧熟，加入调料服用，适用于牙痛伴牙龈红肿。另外可用浓茶水、清盐水或者薄荷水频频含漱，适用于各种原因引起的牙痛。

按压合谷：对合谷穴（在大拇指和食指的虎口间，离虎口边缘 2～3 厘米）进行按压，或是用大拇指直接按压牙疼一侧的脸颊。

良好习惯最重要

　　首先，要做到饮食有节。饮食以清淡为主，多吃水果蔬菜；多喝奶制品既可补充钙质，也能起到保护牙齿的作用。

　　其次，保持口腔卫生。养成"早晚刷牙，饭后漱口"的习惯是非常重要的；每天可以用淡盐水漱口，最好每天漱口 3 次。如果牙龈炎症很严重，建议用过氧化氢液（浓度为 1%）或生理盐水冲洗牙龈。

　　最后，孕妇应该保持情绪稳定。平时爱生气上火的孕妇，喝豆浆的时候可以放入少许盐，这样能够清火。

口腔溃疡怎么办，小小药方功效大

王倩是个性格开朗的人，但是最近她却一直愁眉不展，在朋友的介绍下到我这里诊病。

王倩说："我怀孕将近 4 个月了，两周前得了口腔溃疡，这让我很是痛苦。吃饭时痛，刷牙时痛，就连大笑时也痛。"

我告诉王倩："口腔溃疡是较为常见的孕期反应。"

口腔溃疡从何而来

孕期口腔溃疡多是孕期过分进补所致，另外，母体维生素缺乏、精神紧张也可导致口腔溃疡。

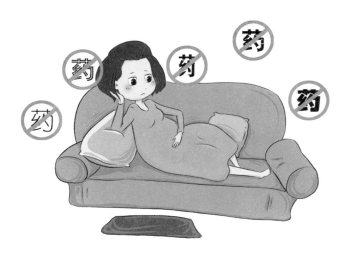

小偏方

口腔溃疡

核桃壳疗法： 取 30 ～ 50 克核桃壳熬水喝，每天早晚各服 1 次。

维生素外涂法： 将维生素 B 研成细粉状，用适量香油调匀，涂于溃疡表面，每天 4 ～ 6 次，连用 2 ～ 3 天。

维生素 E： 用针刺破维生素 E 胶囊，将药液挤出涂于口腔溃疡处。每天用药 4 次，于饭后、睡前用，一般 3 天可愈。

菜籽疗法： 取白萝卜籽 30 克、芥菜籽 30 克、葱白 15 克，放在一起捣烂，贴于足心，每日 1 次，可治口腔溃疡。

其实正常的溃疡是可以自行痊愈的，如不愈反重，或两周以上症状依然没有减轻，有可能是因为其他疾病引起，应该及时到医院就诊。

口腔溃疡日常保健

我建议王倩："心理调节是第一位的，其次是饮食的调节。"

脾气不好的人应该学会调节自己的情绪，宽容自慰，与人和睦共处。吃得太饱容易患口腔溃疡，尤其是对于消化不良者，因此最好是遵循少食多餐原则。注意口腔卫生，应做到早晚刷牙，饭后漱口。

孕妇补充叶酸是非常重要的，不但可以起到预防、治疗口腔溃疡的作用，还能最大程度降低妊娠反应。孕期切勿盲目用药，因为大部分治疗溃疡的药物中都含有抗生素等消炎成分。

第四章

孕晚期

痔疮别担忧，熏洗不再愁

去年6月份，有个孕妇到医院找我看病，说自己怀孕前从来没有得过痔疮，现在突然得上了，而且症状越来越重，问我有没有好办法治疗。

孕期痔疮从何来

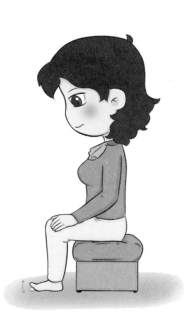

我向她解释道："怀孕之后，随着子宫不断增大，腹压不断增高，下腔静脉所受压力与日俱增，特别是胎位不正时，压迫现象更为明显，直接影响直肠下端、肛管的静脉回流，从而导致痔静脉充血、扩张，继而诱发痔疮。虽然痔疮可以通过手术的方式进行治疗，但妊娠晚期不宜做手术，否则会引起早产或流产。"

"那可以使用痔疮栓吗？我没问过大夫，所以也不敢用。"她接着说。

"幸好你没有用！"我替她感到庆幸。针对痔疮的药物有很多，有些在缓解症状方面效果很明显，但是这类药物大部分都含有麝香、明矾、甘露醇及抗生素等成分，这些成分会严重影响胎儿的正常发育，孕妇是绝对不能用这类药物治疗痔疮的。于是，我给她推荐了几个缓解痔疮的小偏方。

缓解孕期痔疮

黄鳝肉汤：黄鳝100克，去内脏切段，加调料水煮，食肉饮汤。有补中益气、清热解毒、祛风除湿功效，适用于痔疮便血。

更多抗痔方案

蕹菜蜂蜜膏：蕹菜2000克，蜂蜜250克。将蕹菜洗净、切碎、捣汁，放锅内，先以武火，后以文火煎煮浓缩；至较稠时加入蜂蜜，再煎至黏稠时停火，待冷装瓶备用。每次以沸水冲化饮用1汤匙，每日两次；有清热解毒、利尿、止血功效，适用于外痔。

菠菜粥：鲜菠菜100克，粳米100克。先将菠菜洗净，放滚水中烫至半熟，取出切碎；粳米煮成粥后放入菠菜，煮沸食用。每日两次，具有养血止血、敛阴润燥、通利肠胃的功效；适用于习惯性便秘、高血压等；大便干结，外痔出血患者宜经常服用。

妊娠期感冒，吃点安全中草药

怀孕时期患上感冒可以服用药物吗？很多孕妇都有过这样的问题。

妊娠感冒不可盲目用药

"反应停"原为治疗早孕反应而研制的药物，其疗效并不理想，且因药物作用导致胎儿"海豹肢"样畸形。这一事件震惊了整个医学界，因此医生也提醒孕妇不可随意用药。

杨女士怀孕期间不小心患上了感冒，出现咳痰、鼻塞、咽痛等症状。她原本想服用一些治疗感冒的药物，但是药物的使用说明书上写着各种副作用，这让她有些犯愁。

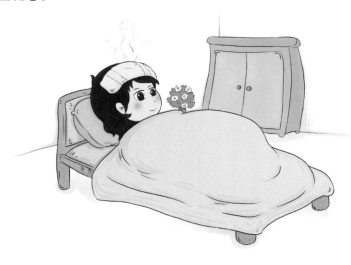

我给杨女士进行了检查，发现其扁桃体红肿，血常规结果显示其血内的白细胞数量明显增多，幸好她的肺部没有异样。我给她推荐了几款偏方。

小偏方

治各类感冒

米醋萝卜菜：萝卜 250 克，米醋适量。萝卜洗净切片，用醋浸 1 小时，当菜下饭。适用于各类感冒。

更多感冒调理方案

菜根汤：白菜根 3 片，大葱根 7 个，煎汤煮熟后加白糖趁热服用。适用于风寒感冒。

萝卜汤：白萝卜 150 克切片，加水 900 毫升，煎至 600 毫升；加白糖 5 克，趁热服 1 杯，半小时后再服用 1 杯。适用于风寒感冒。

萝卜白菜汤：取白菜心 250 克、白萝卜 60 克，加水煮熟后放入红糖 10 ~ 20 克，吃菜饮汤。适用于风寒感冒。

如果使用以上食疗方法，感冒症状仍没有得到缓解，就应该及时就医。

产前焦虑很常见，汤汤糊糊能安神

雅文已经怀孕 8 个月了，最近总感觉焦躁不安，晚上总睡不着，而且人变得非常敏感，动不动就胡思乱想。她的家人十分担心，一起陪她到医院来检查。

产前为何多焦虑

我见到雅文的时候，她还是那种心神不安的样子。给她号脉之后，我发现她的脉搏频率要比平常人快。于是我断定雅文患上了非常典型的产前焦虑症。产前焦虑症极有可能导致早产、流产、难产、产后并发症等不良后果。

看着雅文焦虑的表情，我赶紧安慰道："幸好情况发现得比较及时，所以对你身体还没有什么危害。"我又告诉雅文，当孕妇体内缺乏使神经振奋的物质的时候，大脑就会产生焦虑抑郁的情绪。对孕妇而言，目前最好的方法还是食疗。所以，我建议雅文多吃豆腐、鱼、核桃、芝麻等，同时又告诉雅文几个缓解焦虑情绪的偏方。

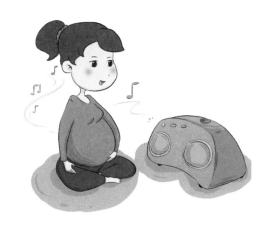

小偏方

缓解产前焦虑

银耳莲子汤：水发银耳 200 克，莲子 30 克，薏仁 10 克，冰糖适量。用热水浸泡莲子至发软，银耳洗净摘成小朵，和薏仁 10 克一起加水煮 45 分钟，加入冰糖调味即可食用。

更多对抗焦虑方案

枣麦粥：枣仁 30 克，小麦 30 ～ 60 克，粳米 100 克，大枣 6 枚。将枣仁、小麦、大枣洗净，加水煮至十沸，取汁去渣，再加入粳米同煮成粥。养心安神，适用于妇女神志不宁、心悸、失眠等。

先兆性早产，试试中医方

前不久，我遇到一位陈女士，她已经怀孕 7 个多月了。她说自己最近总感觉腰酸、小腹隐痛伴有下坠感，阴道还有少量血液流出。

先兆性早产从何而来

陈女士被诊断为先兆性早产，其主要原因是体内黄体酮含量偏低。目前她已经连续打了两周的黄体酮针，腹痛、腰酸等症状有了明显好转，可是打针之后臀部上出现几个硬节，一坐下来就疼痛难耐，医生说针还要接着打。这让陈女士很犯愁，于是她来找我，想通过中医的方法安胎。我给她推荐了以下几个方子。

小偏方

安胎

阿胶炖肉：取阿胶 15 克、瘦猪肉 100 克，洗净、切片，加水 1 碗，炖至阿胶完全溶化，放入盐或糖调味即成。此方养血、止血、安胎；适用于肾虚、血虚之胎漏、胎动不安。

更多安胎方案

桑寄生鸡蛋茶：桑寄生 20 克，红枣 10 个，鸡蛋两只。红枣洗净去核，桑寄生、鸡蛋洗净，加清水 3 碗，煎至 1 碗；取出鸡蛋，剥去蛋壳后再煮片刻，饮水、吃红枣、鸡蛋；适用于各种类型之胎漏、胎动不安。

黄芪粥：黄芪 20 克，糯米 20 克，洗净后放锅内，加水煮成粥。一日分两次吃完。固气安胎，适用于脾虚气弱之胎漏、胎动不安，或习惯性流产者。

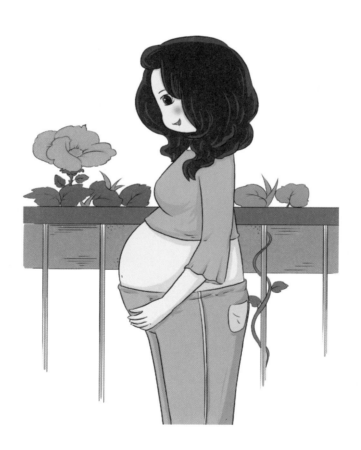

第五章

产　后

哺乳期得了乳腺炎，蒲公英是好帮手

张婷刚出月子，本以为可以放松一下，却感觉乳房胀痛，用手按压乳房能摸到硬块儿，同时还有乳汁减少的迹象，于是张婷到我这里治疗。

急性乳腺炎从何而来

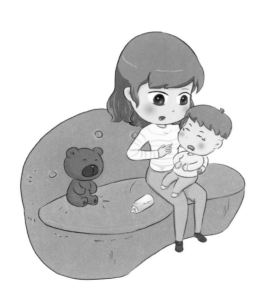

听完张婷的叙述，我仔细观察，发现她舌苔黄腻，脉弦数，属于气血瘀滞型急性乳腺炎。张婷惊讶地问："我平时非常注意个人卫生，怎么会得乳腺炎？"

我告诉张婷，急性乳腺炎并非只与个人卫生习惯有关。产妇哺乳容易导致乳汁郁积，而乳头上的皮肤很细嫩，当婴儿用力吮吸时，很容易导致乳头破裂，此时细菌乘虚而入，引发乳腺炎。

我告诉张婷她的症状不是很严重，如果急性乳腺炎过于严重，会造成乳房组织大面积坏死，并引发高烧，这种情况对母亲和宝宝都是非常不利的。现在张婷正处于哺乳期，如果服用药物，药物可进入乳汁，影响婴儿健康。所以，我推荐张婷采用食疗的方法治疗，既安全又有效。

治疗急性乳腺炎

蒲公英粥：蒲公英 60 克，金银花 30 克，粳米 50 ～ 100 克。先煎蒲公英、金银花，去渣取汁，再入粳米煮成粥。任意服食。

金针猪蹄汤：干金针菜 24 克，猪蹄 1 只。金针菜与猪蹄加水同煮，吃肉喝汤。每日 1 次，连服 3 ～ 4 次。清热消肿，通经下乳；适用于乳腺炎、乳汁不下。

偏方其实不神秘

蒲公英清热解毒，是治疗乳腺炎的要药；金银花清热解毒，是治疗痈疮之"圣药"。乳腺为肝经所过，肝经气滞血瘀则化热，进而变生炎症。金针菜能疏肝、理气、清热；猪蹄则有通乳功用。

产后乳腺增生，试试家常小菜

陈颜今年 26 岁，在一家贸易公司上班，事业上顺风顺水，而且不久前刚生了一个可爱的女孩。最近她的身体却出现了一些小状况，总感觉乳房胀痛，脾气变得很差，影响了工作和生活。于是，她在别人的介绍下找到了我。

乳腺增生从何而来

我诊断后告诉陈颜，她的情况属于乳腺增生。与过度劳累有很大关系，饮食、睡眠不规律也是重要诱因。因为陈颜正处于哺乳期，所以我给她开了食疗方，这样不会影响宝宝的发育。

消除乳腺增生

海带豆腐汤：海带适量，豆腐1块，煮汤食用。佐料按常规加入，可加食醋少许，常食有效。

更多调理方案

天合红枣茶：天门冬 15 克，合欢花 8 克，红枣 5 枚，泡茶食之，加蜂蜜少许。

芝麻核桃饮：黑芝麻 10 ~ 15 克，核桃仁 5 枚，蜂蜜 1 ~ 2 匙冲食之。

红烧鳝鱼：鳝鱼 2 ~ 3 条，黑木耳 3 小朵，红枣 10 枚，生姜 3 片，添加佐料，如常法红烧食用。

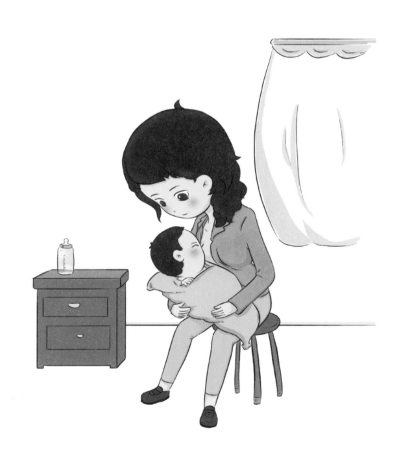

民间秘方能催乳，孕妈育婴奶水足

　　肖丽已经生产两个月了，孩子一直都是母乳喂养。最近一周，她发现自己的奶水不是很足，因为孩子总是吃不饱，经常啼哭。孩子才两个月大，肖丽也不知道该怎么办，于是到我这里寻求解决的办法。

为何奶水不足

　　我发现肖丽气色不好，面色苍白，舌苔淡薄，一脸倦怠。另外，她脉象细弱，属于气血生化不足而导致的奶水不足。

　　我给肖丽推荐了一个补气养血、通乳下奶的食疗方。

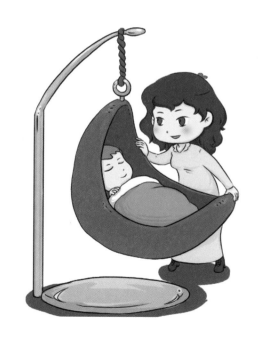

催乳

豆腐炖猪蹄香菇：豆腐、丝瓜各 200 克，香菇 50 克，猪前蹄 1 个（约 1000 克），盐 10 克，姜丝 5 克，味精 3 克。猪蹄去毛，清水洗净，用刀斩成小块待用；把豆腐放入盐水中浸泡 10 ～ 15 分钟，用清水洗净，切成小块；将丝瓜削去外皮，清水洗净，切成薄片；香菇先切去老蒂头，清水浸软后洗净；将猪蹄置于锅中，加水约 2500 克，于炉火上煎煮，煮至肉烂时，放入香菇、豆腐、丝瓜，并加入盐、姜丝、味精，再煮几分钟后即可离火，分数次食之。

偏方其实不神秘

此方能益气生血，养筋健骨，通络下乳，行气散结，清热解毒，特别适合妇女产后食用。对于乳汁分泌不足者，具有良好的生乳作用；对于乳络不通、乳胀生结、乳房微热者，有通络行乳、散结止痛、清热除瘀的作用，能促进乳汁通利，防止乳腺炎的发生。需要注意的是，对乳汁分泌不足的女性来说，有些食物是不适合食用的，比如韭菜、麦芽等，可能会起到回奶的作用，因此哺乳期食用需谨慎，谨遵医嘱。此外，心情的调剂也是非常重要的，气行不畅是不利于乳汁分泌的。

产后腰酸别紧张，几种偏方有帮助

马然刚出月子半个月就到单位上班了，可是工作没几天，她就感觉自己总是腰酸背疼，精神不振。同事们建议马然赶快看医生，于是马然来到我这里就诊。

为何出现产后腰酸

我仔细观察马然的神色，发现她气色不佳，舌苔薄、舌质红；把脉之后又发现其脉象沉细。于是，我进一步询问其症状。马然说她睡眠质量很差，入睡后总是出冷汗。我告诉马然她的情况属于肾虚血亏所导致的产后腰疼。

我告诉马然，想要改善目前的状况应该以益气补血、滋阴养肾为出发点。因为马然还处于哺乳期，最好采用食疗方法来调理。我建议马然试一试当归生姜羊肉汤，并嘱咐她一日食用两次，空腹食用效果佳。

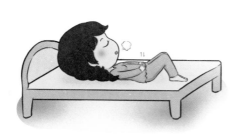
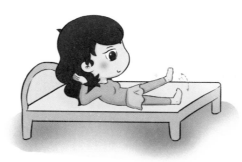

小偏方

祛除腰痛

当归生姜羊肉汤：将当归、生姜清洗之后切片，羊肉洗净之后放入开水中焯一遍，取出之后沥干水分，切成块状；将准备好的羊肉、生姜、当归和黄酒一起放入锅中，大火烧开之后取出浮沫；然后转小火慢炖，直到羊肉软烂。羊肉补体虚，生姜散寒，当归补血，三种食材相辅相成，可以有效治疗女性产后腰疼。

更多防治腰疼方案

逆行治疗

如果腰疼不是很严重，可以尝试着倒退行走，并且最好保持膝盖部位不出现弯曲，手臂前后自由摆动。每次可以行走两百步左右，每天坚持两三次，半个月之后就可以缓解腰疼。

穴位按摩

用拇指或食指按摩大腿后方、小腿肚、内踝等。每个穴位按摩1分钟左右，当感觉到酸麻时可以换一个位置。每天按照三餐时间进行按摩，可以有效缓解腰疼。

抖腿治疗

站在地上或者坐在椅子上，也可以躺在床上，放松身体。双手按压大腿后方，然后左右抖动双腿。每次坚持一两分钟，一有空就可以做。

产后贫血不用愁，补血养血有好方

3 个月前，朋友打来电话，说她女儿晓敏生了一个男孩，宝宝一切正常，但是晓敏患上了产后贫血。

产后贫血危害大

产后贫血对产妇的身体恢复非常不利。分娩过程已经消耗了母体大量的能量，这个时候如果母亲又出现贫血，必定会导致产褥期延长，甚至会降低机体免疫力。

产后贫血常出现乏力、头晕等症状，严重者可能导致子宫脱垂、内分泌紊乱、月经推迟。

朋友听了着急地说："你是大夫，开个补血的方子吧，这样我才能放心。"

我给朋友推荐了治疗产后贫血的方子，这个方子在临床实践中效果不错。

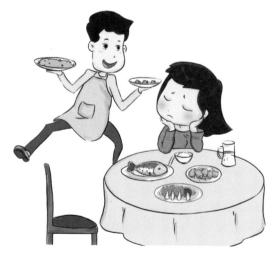

小偏方

治疗贫血

脊骨调味煲：猪脊骨、莲藕各750克，生地100克，红枣10个。生地、莲藕、红枣（去核）洗净；猪脊骨洗净、斩件；把水烧开，放入全部食材，武火煮开后改文火煲3小时，调味食用。养血和血，润色美肤；用于血虚血燥，面色无华，病后、产后贫血等。

偏方其实不神秘

生地味甘、苦，性寒，能滋阴养血。熟藕性微温，能补脾益血，生肌润肤；《食疗本草》认为它有"养神，益气力，除百病"的作用。猪脊骨内有猪脊髓，味甘、性平，能滋阴益髓。红枣甘润，健脾养血。几味食材合而为汤，血虚可补，血瘀可散，血燥可润。注意，贫血严重者宜用熟地代替生地，并加桂圆肉。另外，此汤性大补，感冒未愈者慎用。

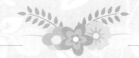

产后涨奶怎么办，麦芽回奶保平安

梁女士不久前生了一个男孩，幸运的是她奶水非常充足，不仅能满足孩子的需求，每天还富余很多，涨得厉害的时候她便将奶挤掉。后来回归工作岗位，她只得给孩子断奶。

为何产后涨奶胸部痛

回单位工作之后，梁女士依然感觉乳房非常涨，奶水经常流出来将衣服浸湿，每天要去卫生间清理好几次，这让她非常苦恼，于是找到我。与梁女士交谈之后，我明白了她的意图。于是，我给梁女士介绍了一个快速回奶的方法。

快速回奶

麦芽茶饮：将 50 克麦芽放入锅中，加入适量水，先浸泡半个小时，然后以大火煮沸，再以文火煎煮半小时；过滤掉渣滓，取出 300 毫升汁液，代茶饮。日常饮用，1 日 3 次，服用两天就能见效。

梁女士按照我说的方法去做，第二天涨奶的情况就有了明显好转。再服用一天，奶水就不再往外溢了。

偏方其实不神秘

中国古代，女性就是利用麦芽来回乳的。明代《滇南本草》就有"麦芽治妇人奶乳不收、乳汁不止"的记载。麦芽中含有着一种麦角胺类化合物，具有抑制催乳素合成的作用。一位女性如果患有"高催乳素血症"，医生就会让其服用大剂量的麦芽，几天之后，她血液中的催乳素浓度就会下降。研究还表明，麦芽当中的维生素 B 的主要作用是促进大脑中多巴胺的生成，从而抑制催乳素的产生。因此临床上，医生经常使用维生素 B 对产妇进行回乳。

需要注意的是，必须要使用大剂量麦芽，才会发挥回乳的功效。如果所用剂量不够，不但不能回乳，反而还能催乳。中医有一句话叫"中医不传之秘在于用量"，可见，用量的多少是绝对不能马虎的。

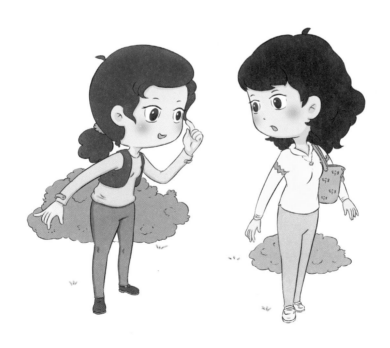

图书在版编目（CIP）数据

孕妈的药方，天然的更好 / 李军主编 . — 青岛 : 青岛出版社，2017.1

ISBN 978-7-5552-3044-1

Ⅰ . ①孕… Ⅱ . ①李… Ⅲ . ①妊娠期 – 妇幼保健②产褥期 – 妇幼保健 Ⅳ . ① R715.3

中国版本图书馆 CIP 数据核字（2015）第 316755 号

书　　名	孕妈的药方，天然的更好	
主　　编	李　军	
出版发行	青岛出版社	
社　　址	青岛市海尔路 182 号（266061）	
本社网址	http://www.qdpub.com	
邮购电话	13335059110　0532–85814750（传真）　　0532–68068026	
责任编辑	徐　瑛　E-mail：546984606@qq.com	
特约审校	晟　铭　万家祯	
封面设计	阅优文化　姜岩利	
插画设计	艺元良品	
制　　版	青岛乐喜力科技发展有限公司	
印　　刷	青岛新华印刷有限公司	
出版日期	2017 年 2 月第 1 版　2017 年 2 月第 1 次印刷	
开　　本	16 开（787 mm × 1092mm）	
印　　张	6.5	
字　　数	100 千	
图　　数	50 幅	
印　　数	1–6000	
书　　号	ISBN 978-7-5552-3044-1	
定　　价	32.00 元	

编校印装质量、盗版监督服务电话：4006532017　0532-68068638